实用中医疾病诊疗技术

郭锦华 编

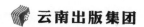
云南出版集团

YNK 云南科技出版社

·昆 明·

图书在版编目（CIP）数据

实用中医疾病诊疗技术 / 郭锦华编. -- 昆明：云南科技出版社，2020.8

ISBN 978-7-5587-2971-3

Ⅰ．①实… Ⅱ．①郭… Ⅲ．①中医诊断学②中医治疗法 Ⅳ．①R24

中国版本图书馆 CIP 数据核字（2020）第 155707 号

实用中医疾病诊疗技术
SHIYONG ZHONGYI JIBING ZHENLIAO JISHU

郭锦华　编

责任编辑：张　磊
封面设计：张　叶
责任校对：秦永红
责任印制：蒋丽芬

书　　号：ISBN 978-7-5587-2971-3
印　　刷：云南出版印刷集团有限责任公司华印分公司
开　　本：787mm×1092mm　1/16
印　　张：8
字　　数：220 千字
版　　次：2020 年 8 月第 1 版
印　　次：2020 年 8 月第 1 次印刷
定　　价：88.00 元

出版发行：云南出版集团　　云南科技出版社
地　　址：昆明市环城西路 609 号
电　　话：0871-64170939

前　言

　　本书的编写，旨在全面、系统地阐述中医基础理论的基本内容及其理论渊源、历代沿革、临床应用和现代研究，并在总结多年来中医基础理论教学、科研及临床成果的基础上，进一步充实和丰富中医基础理论的内容，成为一部既能深入系统地发掘前人的理论和实践经验，汲取历代医家的学术精华，又能反映国内外现代研究成果，具有一定深广度、内容全、体例新、论理深、文献精、实用性强等特点的学科书籍。

　　全书主要以文字叙述为主，言简意赅，辞约意丰，简洁易懂。本书的特点是：①科学性强，章节编排符合科学的临床思维过程，撰写内容阐述有据；②先进性强，本书总结归纳了国际上中医疾病研究的较新观点及内容；③系统性强，书中内容包括中医疾病最基本的诊疗技术，以及各个疾病的基础临床预防健康教育。

　　本书的编写离不开吸收继承国内外前辈与同道们许多宝贵经典的理论与经验，在此表示崇高的谢意！

　　由于当前医疗科技迅速发展，限于编者的学术水平与临床经验，书中疏漏与不足之处，恳请各位同道以及广大读者不吝赐教，惠予匡正。

前　言

目　　录

第一章 肺系病证

第一节 哮 病

【概念】

哮病是一种发作性的痰鸣气喘疾患，发时喉中哮鸣有声，呼吸气促困难，甚则喘息不能平卧。

根据哮病的临床表现，属于痰饮病的"伏饮"证，相当于西医学的支气管哮喘、喘息性支气管炎、嗜酸性粒细胞增多症（或其他急性肺部过敏性疾患）引起的哮喘。因肺系其他疾病引起的痰鸣气喘，除按各相关病证治疗外，亦可参考本篇内容进行辨证治疗。

【源流】

有关哮病的论述，首见于《内经》，书中虽然没有哮病之名，但在许多篇章里，对其病名、症状、病因、病机早有阐发，其中关于"喘鸣"的记载，与本病的发作特点相似。如《素问·阴阳别论》说："阴争于内，阳扰于外，魄汗未藏，四逆而起，起则熏肺，使人喘鸣。"《素问·通评虚实论》亦有"乳子中风热，喘鸣肩息"的论述。

东汉张仲景称本病为"喘家"、"咳逆上气"，如《伤寒论》有"喘家作，桂枝加厚朴杏子佳"的记载，《金匮要略·肺痿肺痈咳嗽上气病脉证并治》说"咳而上气，喉中水鸡声"、"其人喘，目如脱状"、"咳逆上气，时时唾浊，但坐不得眠"。《金匮要略·痰饮病脉证并治》中的"膈上病痰，满喘咳吐，发则寒热，背痛，腰疼，目泣自出，其人振振身瞤剧"，与哮病发作时的临床特点十分相似，同时指出了伏饮、痰浊与本病的发病直接有关。张仲景对哮病的治疗方面有丰富的经验，创制的桂枝加厚朴杏子汤、越婢加半夏汤、小青龙汤、射干麻黄汤、皂荚丸、葶苈大枣泻肺汤等，至今仍为治疗哮病的常用方。

隋代巢元方称本病为"呷嗽"，并对其病机有精辟的阐发，指出发病与痰有关。《诸病源候论·咳嗽病诸候·呷嗽候》中曰："呷嗽者……其胸膈痰饮多者，嗽则气动于痰，上搏咽喉之间，痰气相击，随嗽动息，呼呷有声。"

《丹溪心法》一书中始以"哮喘"作为独立的病名成篇，他认为哮喘"专主于痰"，提出"未发以扶正气为主，既发以攻邪气为急"的治疗原则，此论一直为后世医家所推崇，影响颇大。

明代戴元礼在《秘传证治要诀·卷六·哮喘》中根据其反复发作的特点，明确提出本病有宿根之说，"喘气之病，哮吼如水鸡之声，牵引胸背，气不得息，坐卧不安，此谓嗽而气喘，或宿有此根，如遇寒暄则发"，阐明了哮喘发病的根源。虞抟《医学正传》则对哮与喘作了明确的区别，指出"哮以声响言，喘以气息言"；《证治准绳》系统总结了历代医家治疗哮病的经验，对哮之因冷而发者，属中外皆寒，用东垣参苏温肺汤及紫金丹劫寒痰；属寒包热者，宗仲景用越婢加半夏汤以治之；遇饮食而发者，用清金丹，其中紫金丹开创了以砒制剂治疗哮喘之先河。张介宾《景岳全书》则认为哮病之治，应宗丹溪未发扶正，已发攻邪之说，但"扶正气须辨阴阳，阴虚者补其阴，阳虚者补其阳；攻邪气须分微甚，或温其寒，或清其痰火；发久者，气无不虚，故于消散中宜酌加温补，或于温补中宜量加消散"。他还指出应"惓惓以元气为念，必使元气渐充，庶可望其渐愈，若攻之太甚未有不致日甚而危者"，其说亦非常有见地。

清代医家对哮病的认识在前人的基础上又有所发展,沈金鳌《沈氏尊生书》认识到本病"大都感于童稚之时,客犯盐醋,渗透气脘,一遇风寒,便窒塞道路,气息喘促"。吴谦《医宗金鉴》把哮喘分作寒热虚实四类,这些观点可以作为辨证治疗的参考。

【病因病机】

哮病的发生,为痰伏于肺,每因外邪侵袭、饮食不当、情志刺激、体虚劳倦等诱因引动而触发,以致痰壅气道,肺气宣发、肃降功能失常。

一、病因

1.外邪侵袭

外感风寒或风热之邪,未能及时表散,邪蕴于肺,壅阻肺气,气不布津,聚液生痰。亦可因吸入烟尘、花粉、动物毛屑、异味气体等,影响肺气的宣降所致。

2.饮食不当

过食生冷,寒饮内停,或嗜食酸咸肥甘,积痰蒸热,或进食海腥发物,以致脾不健运,痰浊内生,上干于肺,壅塞气道,而致诱发。《医碥·哮喘》曰:"哮者……得之食味酸咸太过,渗透气管,痰入结聚,一遇风寒,气郁痰壅即发。"故又有称为"食哮"、"鱼腥哮"、"卤哮"、"糖哮"、"醋哮"者。此类现象尤多见于幼儿及少年患者。

3.情志刺激

忧郁恼怒、思虑过度等不良精神刺激,使肝失条达,气机不畅,肝肺升降失序,肺气上逆,或肝气郁结,疏泄失职,津液失布,凝而成痰,或肝郁化火,郁火灼津,炼液成痰,或肝气郁滞,横克脾土,脾失健运,酿液为痰,上贮于肺,壅滞肺气,不得宣降。

4.体虚劳倦

幼年患麻疹、顿咳或反复感冒、咳嗽日久等,久病体质虚弱,复加劳倦太过,脾气耗伤,肾气亏虚,痰饮内停,若遇外邪袭肺,感而即发。

二、病机

病理因素以痰为主,如朱丹溪说"哮喘专主于痰"。痰的产生主要由于人体津液不归正化,凝聚而成,如伏藏于肺,则成为发病的潜在"夙根",因各种诱因如气候、饮食、情志、劳累等诱发,这些诱因每多错杂相关,其中尤以气候变化为主。《景岳全书·喘促》曰:"喘有夙根,遇寒即发,或遇劳即发者,亦名哮喘。""夙根"指旧有的病根。如《症因脉治·哮病》指出:"哮病之因,痰饮留伏,结成窠臼,潜伏于内,偶有七情之犯,饮食之伤,或外有时令之风寒束其肌表,则哮喘之症作矣。"痰的来源,是在脏腑阴阳失调的基础上,复加气候、饮食、情志、劳累等因素影响津液的运行,以致肺不能布散津液,脾不能输化水精,肾不能蒸化水液,津液凝聚成痰,伏藏于肺,成为发病的潜在病理因素,其中尤与先天肾气亏虚密切相关。

发作时的基本病理变化为"伏痰"遇感引触,痰随气升,气因痰阻,相互搏结,壅塞气道,肺管狭窄,通畅不利,肺气宣降失常,引动停积之痰,而致痰鸣如吼,气息喘促。《证治汇补·哮病》说:"哮即痰喘之久而常发者,因内有壅塞之气,外有非时之感,膈有胶固之痰,三者相合,闭拒气道,搏击有声,发为哮病。"发作时的病理环节为痰阻气闭,以邪实为主。若病因于寒,素体阳虚,痰从寒化,属寒痰为患,则发为冷哮;病因于热,素体阳盛,痰从热化,属痰热为患,则发为热哮;如痰热内郁,风寒外束引起发作者,可以表现外寒内热的寒包热哮;痰浊伏肺,肺气壅实,风邪触发者则表现为风痰哮;反复发作,正气耗伤或素体肺肾不足者,可表现为虚哮。

若长期反复发作,寒痰伤及脾肾之阳,痰热耗灼肺肾之阴,则可从实转虚,平时出表现肺、脾、肾等脏气虚弱之候。肺虚不能主气,气不化津,则痰浊内蕴,肃降无权,并因卫外不固,而更易受外邪的侵袭诱发;脾虚不能化水谷为精微,上输养肺,反而积湿生痰,上贮于肺,则影响肺气的升降;肾虚精气匮乏,摄纳失常,则阳虚水泛为痰,或阴虚虚火灼津成痰,上干于肺,加重肺气之升降失常。由于三脏之间的交互影响,可致合并同病,表现肺脾气虚或肺肾两虚之象。在平时亦觉短气、疲乏,并有轻度喘哮,难以全部消失。一旦大发作时,每易持续不解,邪实与正虚错综并见,肺肾两虚而痰浊又复壅盛,严重者肺不能治理调节心血的运行,肾虚命门之火不能上济于心,则心阳亦同时受累,甚至发生"喘脱"危候。

【诊断与病证鉴别】

一、诊断依据

1.多与先天禀赋有关,家族中可有哮病史。常由气候突变、饮食不当、情志失调、劳累等诱发。

2.呈反复发作性。

3.发时常多突然,可见鼻痒、喷嚏、咳嗽、胸闷等先兆。喉中有明显哮鸣声,呼吸困难,不能平卧,甚至面色苍白,唇甲青紫,约数分钟、数小时后缓解。

4.平时可一如常人,或稍感疲劳、纳差。但病程日久,反复发作,导致正气亏虚,可常有轻度哮鸣,甚至在大发作时持续难平,出现"喘脱"。

二、病证鉴别

1.喘证

哮证和喘证都有呼吸急促、困难的表现。哮必兼喘,但喘未必兼哮。哮指声响言,喉中哮鸣有声,是一种反复发作的独立性疾病;喘指气息言,为呼吸气促困难,是多种急慢性疾病的一个症状。如《医学正传·哮喘》指出:"哮以声响言,喘以气息言,夫喘促喉间如水鸡声者谓之哮,气促而连续不能以息者谓之喘。"《临证指南医案·哮》认为喘证之因,若由外邪壅遏而致者,"邪散则喘亦止,后不复发;若夫哮证……邪伏于里,留于肺俞,故频发频止,淹缠岁月"。分别从症状特点及有无复发说明两者的不同。

2.支饮

支饮亦可表现痰鸣气喘的症状,大多由于慢性咳嗽经久不愈,逐渐加重而成咳喘,病势时轻时重,发作与间歇的时间不清,以咳嗽和气喘为主,与哮病之间歇发作,突然起病,迅速缓解,喉中哮鸣有声,轻度咳嗽或不咳有明显的差别。

三、相关检查

血中嗜酸性粒细胞增高,如并发感染可有白细胞总数增高,分类中性粒细胞比例增高。外源性者血清 IgE 值增加显著,痰检有大量嗜酸性粒细胞。肺功能检查发作期有关呼吸流速的全部指标均显著下降,重症哮喘气道阻塞严重,可使 CO_2 潴留,$PaCO_2$ 上升,表现为呼吸性酸中毒。胸部 X 线检查发作时可见两肺透亮度增加,呈过度充气状态。并发呼吸道感染可见肺纹理增加及炎性浸润阴影。

【辨证】

一、辨证思路

1.辨邪正虚实

哮病总属邪实正虚之证,发时以邪实为主,一般多见寒、热、寒包热、风痰、虚哮等五类,而未发时主要为肺脾肾三脏之亏虚。但久病正虚者,每多虚实错杂,当按病程新久及全身症状以辨别其主次。

2.辨寒热病性

哮喘的证型虽以寒哮、热哮最为多见,但在其发病过程中,寒热之间不是一成不变的,也不能截然分开,而常表现出寒热错杂为患。如痰热内蕴,复感风寒可致外寒内热等。且寒热在一定的条件下还可发生转化,如寒痰冷哮久郁化热,热哮久发,阳气渐衰,每可转从寒化,出现寒证。临证当注意辨别。

二、类证鉴别

根据哮病发病的特点以鉴别冷、热、寒包热、风痰、虚等五哮。

冷哮:喉中哮鸣,痰吐色白而多泡沫,形寒怕冷,天冷或受寒易发。

热哮:痰鸣气粗息涌,咯痰色黄或白,黏浊稠厚,口干口苦,有好发于夏季者。

寒包热哮:喉中鸣息,胸膈烦闷,痰黏色黄,烦躁,发热,恶寒,无汗。

风痰哮:喉中哮鸣,声如拽锯,痰涎壅盛,黏腻难出,无明显寒热倾向,发前自觉鼻眼发痒。

虚哮:喉中哮鸣如鼾,气短息促,动则喘甚,咯痰无力,痰涎清稀或质黏起沫,形寒肢冷或烦热。

三、证候

（一）发作期

1.冷哮证

症状:喉中哮鸣如水鸡声,呼吸急促,喘憋气逆,胸膈满闷如塞,咳不甚,痰少咯吐不爽,色白而多泡沫,口不渴或渴喜热饮,形寒怕冷,天冷或受寒易发,面色青晦,舌苔白滑,脉弦紧或浮紧。

病机分析:本证为寒痰伏肺,遇感触发,痰气相搏,肺失宣畅。肺气郁闭,不得宣畅,故胸膈满闷如塞,咳反不甚而咯痰量少;病因于寒,内无郁热,故痰色白而多泡沫,口不渴或渴喜热饮;外寒每易引动内饮,故天冷或受寒则发;阴盛于内,阳气不能宣达,故面色晦滞带青,形寒怕冷;舌苔白滑,脉弦紧或浮紧为寒盛之象。

2.热哮证

症状:喉中痰鸣如吼,喘而气粗息涌,胸高胁胀,咳呛阵作,咯痰色黄或白,黏浊稠厚,排吐不利,口苦,口渴喜饮,汗出,面赤,或有身热,甚至有好发于夏季者,舌苔黄腻,质红,脉滑数或弦滑。

病机分析:本证为痰热郁肺,肺失清肃,肺气上逆。痰热搏结,壅阻气道,故喉中痰鸣如吼,喘而气粗息涌,胸高胁胀,咳呛阵作;热蒸液聚生痰,痰热胶结,故咯痰色黄或白,黏浊稠厚,排出不利;痰火内蒸,故口苦,口渴喜饮,汗出,面赤或有身热,或好发于夏季;舌质红,舌苔黄腻,脉滑数或弦滑为痰热内盛之征。

3.寒包热哮证

症状:喉中鸣息有声,胸膈烦闷,呼吸急促,喘咳气逆,咯痰不爽,痰黏色黄,或黄白相兼,烦躁,发热,恶寒,无汗,身痛,口干欲饮,大便偏干,舌苔白腻、罩黄,舌边尖红,脉弦紧。

病机分析:本证为痰热内郁,复感风寒,客寒包火,肺失宣降。外寒内热,肺失宣降,故喉中鸣息有声,胸膈烦闷,呼吸急促,喘咳气逆;痰热阻肺,故咯痰不爽,痰黏色黄,或黄白相间;客寒包火,故烦躁,发热,恶寒,无汗,身痛;痰热内蒸,移热于肠,故口干欲饮,大便偏干;舌苔白腻、罩黄,舌边尖红,脉弦紧为寒热夹杂之象。

4.风痰哮证

症状:喉中痰涎壅盛,声如拽锯,或鸣声如吹哨笛,喘急胸满,但坐不得卧,咯痰黏腻难出,或为白色泡沫痰液,无明显寒热倾向,面色青暗,起病多急,常倏忽来去,发前自觉鼻、咽、眼、耳发痒,喷嚏,鼻塞,流涕,胸部憋塞,随之迅即发作。舌苔厚浊,脉滑实。

病机分析:本证为痰浊伏肺,风邪引触,肺气郁闭,升降失常。伏痰因风邪引触,肺气升降失司,故喉中痰涎壅盛，声如拽锯，喘息胸满，但坐不得卧；痰浊为病，胶黏厚浊，故咯痰黏腻难出；风邪偏盛，故喉中鸣声如吹哨笛，咯白色泡沫痰液；痰浊蕴肺，气机郁闭，故面色青暗，胸部憋塞；风邪为病，善行数变，故起病较急，倏忽来去；风邪阻窍，故自觉鼻、咽、眼、耳发痒，喷嚏，鼻塞，流涕；舌苔厚浊，脉滑实为痰浊内盛之象。

5.虚哮证

症状：喉中哮鸣如鼾，声低，气短息促，动则喘甚，发作频繁，甚则持续喘哮，口唇爪甲青紫，咯痰无力，痰涎清稀或质黏起沫，面色苍白或颧红唇紫，口不渴或咽干口渴，形寒肢冷或烦热，舌质淡或偏红，或紫暗，脉沉细或细数。

病机分析：本证为哮病久发，痰气瘀阻，肺肾两虚，摄纳失常。痰气瘀阻日久，肺肾宣降摄纳失常，故喉中哮鸣如鼾，声低，气短息促，动则喘甚；正气亏虚，痰浊内生，外邪易干，故发作频繁，甚则持续喘哮；肺虚治节失职，心血瘀阻，故口唇爪甲青紫；肺肾气虚，痰涎壅盛，无力达邪，故咯痰无力，痰涎清稀或质黏起沫；气虚及阳，故面色苍白，口不渴，形寒肢冷；肺肾阴虚，故颧红唇紫，咽干口渴，或烦热；舌质淡红或偏红，或紫暗，脉沉细或细数为气虚阴伤，血瘀内阻之征。

附：喘脱危征

症状：喘息鼻煽，张口抬肩，气短息促，烦躁，昏蒙，面青，四肢厥冷，汗出如油，脉细数不清，或浮大无根，舌质青暗，苔腻或滑。

病机分析：本病为哮病久发，肺肾两亏，痰浊壅盛，上蒙清窍。肺肾亏虚，痰浊壅盛，故喘息鼻煽，张口抬肩，气短息促；痰浊上蒙清窍，故烦躁，神昏；痰浊壅盛，阳气被郁，故面青，四肢厥冷；气阴俱竭，故汗出如油，脉细数不清；心肾阳衰欲脱，故脉浮大无根；舌质青暗，苔腻或滑为痰瘀交阻之象。

（二）间歇期

1.肺脾气虚证

症状：气短声低，喉中时有轻度哮鸣，痰多质稀，色白，自汗，怕风，常易感冒，倦怠无力，食少便溏，舌质淡，苔白，脉濡软。

病机分析：本病为肺脾气虚，痰饮内蕴，肺气上逆。肺虚不能主气，气不化津，痰饮蕴肺，肺气上逆，故声低气怯，痰多质稀色白，喉中时有轻度哮鸣；肺虚卫弱，腠理不密，外邪易侵，故自汗怕风，常易感冒；脾虚中气不足，健运无权，故倦怠无力，食少便溏；舌质淡，苔白，脉濡软为肺脾气虚之象。

2.肺肾两虚证

症状：短气息促，动则为甚，吸气不利，咯痰质黏起沫，腰酸腿软，心慌，不耐劳累，或五心烦热，颧红，口干，舌质红少苔，脉细数，或畏寒肢冷，面色苍白，舌苔淡白质胖，脉沉细。

病机分析：本病为肺肾两虚，摄纳失常，气不归原，津凝为痰。肺肾亏虚，摄纳无权，故短气息促，动则为甚，吸气不利；精气匮乏，不能充养，故脑转耳鸣，腰酸腿软，心慌，不耐劳累；气不化津，津凝为痰，故咯痰质黏起沫；肾阴亏虚，虚热内生，故五心烦热，颧红，口干，舌质红少苔，脉细数；肾阳亏虚，不能温煦，故畏寒肢冷，面色苍白，舌苔淡白质胖，脉沉细。

临证所见，上述各类证候，就同一患者而言，在其多次发作中，可先后交叉出现。

【治疗】

一、治疗原则

治疗原则为"发时治标，平时治本"。但临证所见，发时虽以邪实为多，亦有正虚为主，表现哮喘持续状态者;缓解期以正虚为主,但可兼有标实之象,此即新病未必皆实,久病未必皆虚,尤其是病久反复者,更是如此,治当标本兼顾。

具体而言,邪实为主者,治当攻邪治标,祛痰利气,寒痰宜温化宣肺,热痰当清化肃肺,寒热错杂者,当温清并施,属风痰为患者又当祛风涤痰;以正虚为主者应扶正治本,阳气虚者应予温补,阴虚者则予滋养,分别采取补肺、健脾、益肾等法,邪实与正虚并见,治当攻补兼施。若发生喘脱危候,又当急予扶正救脱。

二、基本治法

1.宣肺散寒,化痰平喘法

适应证:冷哮证。

代表方:射干麻黄汤合小青龙汤加减。两方皆能温肺化饮,止哮平喘。而前方长于降逆平哮,用于哮鸣喘咳,表证不著者;后方解表散寒力强,用于表寒里饮、寒象较重者。

常用药:麻黄、射干宣肺平喘,化痰利咽;干姜、细辛、半夏温肺化饮降逆;紫菀、款冬花化痰止咳;五味子收敛肺气;大枣、甘草和中。

加减:表寒明显,寒热身疼,配桂枝、生姜辛散风寒;痰涌气逆不得平卧,加葶苈子、苏子泻肺降逆,并酌加杏仁、白前、橘皮等化痰利气;咳逆上气,汗多加白芍以敛肺。

2.清热宣肺,化痰定喘法

适应证:热哮证。

代表方:定喘汤合越婢加半夏汤加减。两方皆能清热宣肺,化痰平喘。而前方长于清化痰热,用于痰热郁肺,表证不著者;后者偏于宣肺泄热,用于肺热内郁,外有表证者。

常用药:麻黄宣肺平喘;黄芩、桑白皮清热肃肺;杏仁、半夏、款冬花、苏子化痰降逆;白果敛肺,并防麻黄过于耗散,甘草调和诸药。

加减:若表寒外束,肺热内郁,加石膏配麻黄解表清里;肺气壅实,痰鸣息涌,不得平卧,加葶苈子、广地龙泻肺平喘;肺热壅盛,痰吐黄稠,加海蛤壳、射干、知母、鱼腥草以清热化痰;兼有大便秘结者,可用大黄、芒硝、全瓜蒌、枳实通腑以利肺;病久热盛伤阴,气急难续,痰少质黏,口咽干燥,舌红少苔,脉细数者当养阴清热化痰,加沙参、知母、天花粉。

3.散寒解表,清化痰热法

适应证:寒包热哮证。

代表方:小青龙加石膏汤合厚朴麻黄汤加减。前方用外外感风寒,内有饮邪郁热,而以表寒为主,兼有饮郁化热,喘咳烦躁者;后方用于饮邪迫肺,夹有郁热,咳逆喘满烦躁而表寒不显者。

常用药:麻黄散寒解表,宣肺平喘,石膏清泄肺热,二药相合,辛凉配伍,外散风寒,内清里热;厚朴、杏仁平喘止咳;生姜、半夏化痰降逆;甘草、大枣调和诸药。

加减:表寒重者加桂枝、细辛;喘哮痰鸣气逆加射干、葶苈子、苏子;痰吐黄稠胶黏加黄芩、前胡、瓜蒌皮等。

4.祛风涤痰,降气平喘法

适应证:风痰哮证。

代表方:三子养亲汤加味。本方涤痰利窍,降气平喘,用于痰壅气实,咳逆息涌,痰稠黏量多,胸闷,苔浊腻者。

常用药:白芥子温肺利气涤痰;苏子降气化痰,止咳平喘;莱菔子行气祛痰;麻黄宣肺平喘;杏仁、僵蚕祛风化痰;厚朴、半夏、陈皮降气化痰;茯苓健脾化痰。

加减:痰壅喘急,不能平卧,加用葶苈子、猪牙皂泻肺涤痰,必要时可暂予控涎丹泻肺祛痰;若感受风邪而发作者,加苏叶、防风、苍耳草、蝉衣、地龙等祛风化痰。

5.补肺纳肾,降气化痰法

适应证:虚哮证。

代表方:平喘固本汤加减。本方补益肺肾,降气平喘,适用于肺肾两虚,痰气交阻,摄纳失常之喘哮。

常用药:党参、黄芪补益肺气;胡桃肉、沉香、坎脐、冬虫夏草、五味子补肾纳气;苏子、半夏、款冬花、橘皮降气化痰。

加减:肾阳虚加附子、鹿角片、补骨脂、钟乳石;肺肾阴虚,配沙参、麦冬、生地、当归;痰气瘀阻,口唇青紫加桃仁、苏木;气逆于上,动则气喘加紫石英、磁石镇纳肾气。

6.补肺纳肾,扶正固脱法

适应证:喘脱危证。

代表方:回阳急救汤合生脉饮加减。前方长于回阳救逆,后方重在益气养阴。

常用药:人参、附子、甘草益气回阳;山萸肉、五味子、麦冬固阴救脱;龙骨、牡蛎敛汗固脱;冬虫夏草、蛤蚧纳气归肾。如喘急面青,躁烦不安,汗出肢冷,舌淡紫,脉细,另吞黑锡丹镇纳虚阳,温肾平喘固脱,每次服用 3～4.5g,温水送下。

加减:阳虚甚,气息微弱,汗出肢冷,舌淡,脉沉细加肉桂、干姜回阳固脱;气息急促,心烦内热,汗出黏手,口干舌红,脉沉细数加生地、玉竹养阴救脱,人参改用西洋参。

7.健脾益气,补土生金法

适应证:肺脾气虚证。

代表方:六君子汤加味。本方补脾化痰,用于脾虚食少,痰多脘痞,倦怠少力,大便不实等。

常用药:党参、白术健脾益气;山药、薏苡仁、茯苓甘淡补脾;法半夏、橘皮燥湿化痰;五味子敛肺气;甘草补气调中。

加减:表虚自汗加炙黄芪、浮小麦、大枣;怕冷、畏风、易感冒,可加桂枝、白芍、附片;痰多者加前胡、杏仁。

8.肺肾双补法

适应证:肺肾两虚证。

代表方:生脉地黄汤合金水六君煎加减。两方都可用于久哮肺肾两虚证,但前方以益气养阴为主,适用于肺肾气阴两伤,后方以补肾化痰为主,适用于肾虚水泛成痰。

常用药:熟地、山萸肉、胡桃肉补肾纳气;人参、麦冬、五味子补益肺之气阴;茯苓、甘草益气健脾;半夏、陈皮理气化痰。

加减:肺气阴两虚为主者加黄芪、沙参、百合;肾阳虚为主者,酌加补骨脂、仙灵脾、鹿角片、制附片、肉桂;肾阴虚为主者加生地、冬虫夏草。另可常服紫河车粉补益肾精。

三、复法应用

1.补益肺肾,温化寒痰法

适应证:肺肾气虚,寒痰内伏证。症见哮病日久,气短声低,喉中时有轻度哮鸣,痰多质稀,色白,自汗,怕风,腰膝酸软,常易感冒,舌质淡胖,苔白,脉细弱。

代表方:玉屏风散合平喘固本汤加减。前方补气固表,适用于气虚易于感冒、自汗等症;后方补益肺肾,降气平喘,适用于肺肾两虚,痰气交阻,摄纳失常之哮喘。

常用药:生黄芪、五味子补肺固表,敛肺平喘,山萸肉酸温益肾,紫河车补肾纳气,仙灵脾温补肾阳,蒸化寒痰;姜半夏、款冬花温肺化痰,止咳平喘;僵蚕祛风化痰,以祛伏痰;露蜂房、桃仁祛风解痉,活血化瘀。

加减:如痰多加炙紫菀、陈皮;咳嗽加光杏仁、炙白前;气喘加补骨脂、苏子。兼有阴虚口干欲饮者加北沙参、生地。

2.滋养肺肾,清化痰热法

适应证:肺肾阴虚,痰热内蕴证。症见哮病久发,喉中偶有轻度喘鸣,咳痰色黄质黏,胸闷,口干烦热,腰酸腿软,舌质红,苔黄,脉细数。

代表方:沙参麦冬汤合金水六君煎加减。两者都可用于久哮肺肾两虚,但前者以甘寒养阴为主,适用于肺胃阴伤;后者以补肾化痰为主,适用于肾虚水泛成痰。

常用药:北沙参、麦冬甘寒养阴,清肺化痰;生地、山萸肉滋养肝肾;知母、竹沥半夏清肺化痰;僵蚕祛风化痰;地龙清热息风,通络定喘;露蜂房祛风解痉,桃仁活血化瘀。

加减:若痰多加炙前胡、大贝母;咳嗽加炙枇杷叶、百部;气喘加桑白皮、平地木。兼有气虚,自汗畏风加生黄芪、五味子。

四、其他疗法

1.单方验方

(1)紫金丹:砒石 3g,豆豉 30g,或加枯矾 9g 为丸,如米粒大,每次 5～10 丸(不超过 150mg),临卧冷茶下,忌酒,连服 5～7 天,密切观察有无反应,如需续服,宜停药数日后再用。有劫痰定喘之功,适用于冷哮寒实证,喘哮倍剧者,有肝肾疾病、出血、孕妇均禁用。

(2)玉涎丹:蜒蚰 20 条,大贝母 9g,共捣为丸,每次 1.5g,每日 2 次。有清热化痰之功,用于热哮。

(3)广地龙焙干,研粉装胶囊,每次 3g,每日 3 次。功能清热息风平喘,用于热哮。

(4)姜茶散:僵蚕 5 条,浸姜汁,晒干,瓦上焙脆,和入细茶适量,共研末,开水送服。功能祛风化痰,适用于风痰哮。

(5)皂角 15g,煎水,浸白芥子 30g,12 小时后焙干,每次 1～1.5g,每日 3 次。功能祛痰利肺,适用于痰浊壅盛,喘哮气逆之证。

2.常用中成药

(1)冷哮丸:功能与主治:宣肺散寒,化痰定喘。用于风寒犯肺,肺失宣降所致哮喘,痰多色白,咯吐不利等症。用法与用量:每次 6g,每日 2 次,口服。

(2)控涎丹:功能与主治:涤痰逐饮。用于顽痰致哮,痰吐稠黏,喉中痰鸣如拽锯。用法与用量:糊丸每次 1～3g,水丸每次 1～3g,蜜丸每次 1～2 丸,每日 1～2 次,用温开水或枣汤、米汤、淡姜汤送服。注意:孕妇忌服,体虚者慎服,勿与甘草同服。

(3)桂龙咳喘宁胶囊:功能与主治:止咳化痰,降逆平喘。用于风寒或痰湿阻肺引起的咳嗽气喘,痰涎壅盛等症。用法与用量:每次 5 粒,每日 2～3 次,口服。

(4)苏子降气丸:功能与主治:降气化痰,温肾纳气,镇咳平喘。用于痰湿壅盛,喘咳短气,不能平卧,胸膈痞塞;咽喉不利者。用法与用量:每次 3～6g,每日 2 次,温开水送服。

(5)河车大造丸:功能与主治:滋阴清热,补肾益肺。用于肺肾两亏,虚劳喘咳,潮热骨蒸,盗汗遗精,腰膝酸软者。用法与用量:水蜜丸每次 6g,小蜜丸每次 9g,大蜜丸每次 1 丸。每日 2 次,温开水送服。

3.外治疗法

白芥子涂法:白芥子、延胡索各 20g,甘遂、细辛各 10g,共为末,加麝香 0.6g,和匀,在夏季三伏中,分 3 次用姜汁调敷肺俞、膏肓、百劳等穴,1～2 小时去之,每 10 日敷 1 次。

五、临证勾要

1.注意寒热的转化与兼夹

哮喘的证型虽以寒哮、热哮最为多见,但在其发病过程中,寒热之间不是一成不变的,但也不能截然分开,因其常表现寒热错杂为患的情况。如痰热内蕴,复感风寒可致外寒内热,此即徐春甫所谓"有内热而外逢寒则发,脉沉数者,寒包热"之候。治当寒热并用,解表清里并施。寒热在一定的条件下还可发生转化,如寒痰冷哮久郁可以化热,尤其在感受外邪引发时更易如此,热证中一部分小儿患者为阳气偏盛之体,但久延而至成年、老年,阳气渐衰,每可转从寒化,出现寒证。治疗当根据其演变情况分别施治。

2.久病邪实与正虚每多错杂为患

一般而言,新病多实,发时邪实,久病多虚,平时正虚,但实证与虚证可以因果错杂为患。实证包括寒热两证在内,如寒痰日久耗伤肺脾肾的阳气,可以转化为气虚、阳虚证,痰热久郁耗伤肺肾阴液,则可转化为阴虚证。虚证属于阳气虚的,因肺脾肾不能温化津液,而致津液停积为饮,兼有寒痰标实现象,属于阴虚的,因肺肾阴虚火炎,灼津成痰,兼有痰热标实现象。临证所见,发作之时,虽以邪实为多,亦有正虚为主者,缓解期常以正虚为主,但其痰饮留伏的病理因素仍然存在,故常表现为虚实夹杂,当权衡主次后施治。

3."审证求因"既可针对性治疗,又可对应性预防

由于哮喘的发生,主要是在脏腑功能失调、阴阳偏盛偏衰的基础上,复加气候、饮食、病后等多种因素而形成。其中如气候、饮食既属原始病因,又为反复发作的诱因,因此,"审证求因"不但可以进行针对性治疗,且有利于采取对应性预防。

据临床观察,冷哮多为气候过敏,因寒冷刺激而发病,故在气候突变,由热转冷,深秋、寒冬之时易作,有明显的季节性和一定的地区性;热哮多与内源性体内感染病灶所致的过敏反应有关,甚或可表现为典型的夏季哮喘;寒包热哮似属内源、外源的互为关联,而表现为风寒外束、痰热内郁;风痰哮似属饮食过敏,因鸡蛋、鱼、虾等发物成为过敏源,或因吸入花粉、烟尘、异味气体等致敏物;虚哮则因禀赋不强,体质虚弱,表现为过敏素质,若反复发病,又每易加重其过敏反应性。为此,对本病的预防应该针对患者个体易于诱发的因素,辨其证候,分别对待。

4."平时治本"可控制发作

"平时治本",培补正气,可以减轻、减少直至控制其发作。临床一般可分肺脾气虚、肺肾两虚证辨治。扶正培本,尤应以补肾为要着。因肾为先天之本,五脏之根,精气充足则根本得固。如中药紫河车含有多种激素,功能大补精气血,提高免疫机能,抗过敏,长期服用,确可使部分病例发作减轻或不发。

【特色经验】

一、临证经验

1.发时当治标顾本,平时当治本顾标

对于哮病的治疗,始自朱丹溪"未发以扶正气为主,既发以攻邪气为急"之说,始终以"发时治标,平时治本"为基本原则。临证所见,发作之时,虽以邪实为多,亦有正虚为主者,如反复频发,久延不愈,正虚邪实,可以表现持续喘哮;或见痰气瘀阻,肺肾两虚,摄纳失常之虚哮,邪实与正虚并见,治当攻补兼施。若发生喘脱危证,又当以扶正固脱为主。缓解期常以正虚为主,证多不显,但其"痰饮留伏,结成窠臼,潜伏于内",由于肺虚气不化津而生痰,脾虚积湿生痰,肾虚水泛成痰,以致正虚邪实,故在扶正培本的同时,也应参以化痰降气之品,清除内伏之顽痰,以冀减少复发。因此对于哮病的治疗发时未必全从标治,当治标顾本,平时亦未必全恃扶正,当治本顾标。

2.重视脏腑相关的整体治疗

哮喘病位在肺,但根据中医学脏腑相关学说,与脾肾密切相关。如脾不能运输水津,肾不能蒸化水液,均可致津液凝聚成痰,上干于肺,成为发病的潜在病理因素。饮食不当者病源于脾,而体质不强者则多以肾为主。因此,痰哮重在治脾以杜痰源,虚哮重在治肾以清痰本,发作期邪实者以治肺为要,缓解期正虚为主者,则当调补脾肾,且尤应以补肾为要。

肺与大肠相表里,在生理病理上互相影响,如肺气肃降正常,则大肠传导如常,大便通畅,腑气通畅又有利于肺气的清肃下降。若痰热壅肺或痰浊阻肺,肺气不降,则腑气不通,或因厚味积热,腑实热结,则会影响肺的肃降功能,使肺气不降,甚或上逆,表现为胸闷、咳喘、呼吸困难等。故对于腑气不通者,当泻肺通腑,釜底抽薪,腑气通畅,痰浊下泄,肺之肃降功能自复。

因肝肺升降相因,如忧思郁怒,肝失疏泄条达,气机郁滞,或肝郁化火,津凝成痰,痰阻气道,而致肝升太过,肺降不及,肝气侮肺,肺气上逆,发为哮喘,见咳呛气逆、喉中哮鸣、痰少而黏、胸胁胀痛等症,治当疏利肝气,清肝肃肺。

肺朝百脉,助心治理及调节血脉的运行,肺虚治节失职,久则肺心同病,而见气短息促、呼多吸少、心慌动悸等症,甚则在肺肾两虚,不能主气、纳气的基础上,因肾阳虚衰不能温养心阳而致心肾阳脱者,治当回阳救脱。

3.祛风化痰治哮法寓有抗过敏之意

哮病的发生起病多急,病情多变,与风邪"善行数变"的特性相吻合,如起病突然,时发时止,发前咽痒、喷嚏、流涕明显,或见肌肤风团疹块,喉中如吹哨笛;或痰涎壅盛,声如拽锯者,常表现为风盛痰阻,风动痰升之征。临证当辨风与痰的偏重,如见喘急痰涌,胸满不能平卧,咯痰黏腻,舌苔厚浊者,则属以痰为主。风邪致病者,有肺风、脾风之异。肺风为痰伏于肺,外感风邪触发,如吸入花粉、烟尘、异味气体、真菌、尘螨、动物毛屑等,表现有上呼吸道过敏症状。脾风为痰生于脾,饮食不当触动,上逆于肺,多由进食鸡蛋、鱼虾等发物引起,如《证治要诀·发丹》云:"有人一生不可食鸡肉及獐鱼动风等物,才食则丹随发,以此以见得系是脾风。"故饮食过敏所致的脾风既可引发瘾疹,亦可发为哮喘。

中医之祛风药,寓有抗变态反应作用者颇多,从辨证结合辨病而言,如麻黄、苏叶、防风、苍耳草等,特别是虫类祛风药,尤擅长祛风解痉、入络搜邪,如僵蚕、蝉衣、地龙、露蜂房等,皆为临床习用治哮之药。若痰浊偏重,可用三子养亲汤加厚朴、杏仁、葶苈子、猪牙皂等。

4.麻黄为平喘要药

麻黄为治疗咳喘之要药,古今治哮方中,麻黄的出现率约为58.6%,为哮喘用药之首。哮喘的发生主要责之肺之气机升降出入失其常度,而麻黄既善于宣通肺气,又长于降逆平喘,故为宣肺平喘的首选药物,因其辛温,功用主在宣肺平喘,发散表邪,适用于寒实肺闭之证,如《药品化义》记载:"元气虚及劳力感寒或表虚者,断不可用。"但通过适当配伍,又可较广泛地用于多种证型。如麻黄配石膏解表清里,用于表寒里热(寒包火)之证;麻黄配黄芩,宣肺清热,用于痰热郁肺而无表证者;麻黄配细辛、干姜、半夏温肺化饮,用于外寒内饮之喘;麻黄配葶苈子,泻肺平喘,用于肺气壅实,水气内停之证;麻黄配大黄,宣上导下,适用于肺胃热盛,腑气不通之喘;麻黄配熟地,滋肾平喘,用于肾不纳气者,麻黄配五味子、白芍,敛肺降气,用于肺虚气逆者,麻黄配附子,温肾降逆,用于肾阳亏虚,摄纳失常之哮喘。

因肺为娇脏,喜润恶燥,而麻黄辛散温燥,发越阳气,有耗气伤阴之弊端,故对于哮喘出现心悸、气促、气息微弱等喘脱预兆者,或舌红苔少、脉细数等真阴亏损者当禁用。又因其能升高血压,加速心率,故慎用于高血压、肝阳上亢者。

二、验案举例

案一

郭某,女,55 岁,退休工人。1990 年 2 月 29 日初诊。咳嗽、哮喘 10 余年,加重半年。1980 年受寒感冒后,咳嗽迁延不愈,经常发作,1986 年起继见哮喘,去年 9 月受寒发作后喘哮迄今不愈。呼吸急促,喉中喘息痰鸣有声,不能平卧,咳嗽,痰多稠黏,呈灰黑色,心慌,胸闷,气塞,夜间较重,纳差。经用多种西药,如青霉素、链霉素、麦迪霉素、氨茶碱及止咳药等无效。既往有高血压病史,苔薄白腻,舌质较红,脉细滑。痰浊壅肺,肺气不降,治宜涤痰利肺,降气平喘。

处方:蜜炙麻黄 6g,射干 6g,法半夏 10g,炒苏子 10g,炒白芥子 6g,葶苈子 10g,炙紫菀 10g,炙款冬 10g,炙僵蚕 10g,炙白前 10g,茯苓 10g。14 剂,水煎服。

服用上药 10 剂诸症消失,随访 3 个月,咳喘无复发。

按:本例患者原有慢性咳嗽、哮喘病史,此次因受寒冷诱发,持续半年,咳逆痰多黏稠,呼吸急促,喉中痰鸣有声,喘憋,胸闷如塞,外观形体肥胖,故辨证属于痰浊壅肺,肺气不降,治以涤痰利肺,降气平喘。方中麻黄、射干宣肺平喘,豁痰利气;白芥子、苏子、葶苈子降气豁痰,泻肺平喘;白前利肺降气平喘,豁痰利气;紫菀、款冬花温肺化痰,降气平喘;半夏、茯苓燥湿化痰;伍僵蚕加强化痰平喘之功。

案二

曹某,女,32 岁,工人。1988 年 9 月 17 日初诊。素有过敏性鼻炎病史,年前剖腹产后发生哮喘,迁延经年不愈,近来每日夜晚均发作,发时胸闷气塞,气逆作喘,喉中哮鸣,不得安枕,吸气尤难,伴有烦热多汗,口干,痰稠色黄味咸,脉来沉细滑数,苔淡黄腻中灰,舌质暗红。证属肾元下虚,痰热蕴肺,肺气上逆,升降失司。治宜补肾纳气,清肺化痰。

处方:南、北沙参各 10g,当归 10g,生地 12g,知母 10g,天花粉 10g,炙桑白皮 10g,竹沥半夏 10g,炒苏子 10g,炙僵蚕 10g,诃子肉 3g,沉香(后下)3g,坎脐 2 条。另海蜇(漂)50g,荸荠 7 只同煮,代水煎药,7 剂。

二诊(1988 年 9 月 24 日):药后哮喘旋即控制,惟咳频痰稠,汗出量多,苔淡黄灰腻,脉细滑。肺实肾虚,治守前意观察,原方去诃子肉,加五味子 3g,山萸肉 6g,续服 7 剂,诸症悉平。观察半年,未见复发。

按:"发时治标,平时治本",此为治疗哮喘之常法。临床所见,发作之时,虽以邪实为多,但亦有正虚为主者。若囿于治标之说,纵投大剂祛痰降气之品,亦鲜有效验。本案素禀不足,产后体虚,阴血耗伤,复加受感诱发哮喘,故前投治标之剂少效。病人痰稠色黄,舌苔黄腻,脉滑数,虽属痰热之象,但审其痰有咸味,脉见沉细,乃肾元亏虚,气失摄纳,津聚成痰,故取南北沙参、天花粉清养肺阴;生地、当归、山萸肉、坎脐、沉香滋养肾元,纳气归原;复以射干、知母、苏子、竹沥半夏、桑白皮、僵蚕清肺化痰;加诃子肉、五味子收敛耗散之气,补敛相济。且仿王孟英雪羹汤意,用海蜇、荸荠清化痰热,甘寒生津,扶正祛邪。诸药合参,肺得清宁,肾能蛰藏,痰消气降而哮喘告平。

【预后及转归】

哮病是一种反复发作、缠绵难愈、不易根除的疾病,如能通过治疗控制其发作,并在平时注意生活起居,调护正气,坚持药物治疗,部分病人可望获得根治,即使未能根治,亦可减少或减轻发作。部分青少年患者,随着年龄的增长,正气渐充,肾气日盛,再辅以药物治疗,可以终止发作,而中老年及体弱患者,肾气渐衰,发作频繁,不易根除。或在平时亦有轻度哮鸣气喘,若大发作时持续不已,可出现喘急鼻煽,胸高气促,张口抬肩,汗出肢冷,面色青紫,肢体浮肿,烦躁昏昧等喘脱危候。如长期不愈,反复发作,病由肺脏影响脾、肾、心,可导致肺气胀满,不能敛降之肺胀重症。

哮病日久而见周身悉肿、饮食减少、胸凸背驼,发作时冷汗如油,面色苍白或青紫,四肢厥冷,下利清谷,脉来短数或按之如游丝者,预后不良。

注意保暖,防止感冒,避免因寒冷空气的刺激而诱发。根据身体情况,进行适当的体育锻炼,以逐步增强体质,提高抗病能力。饮食宜清淡,忌肥甘油腻,辛辣甘甜,防止生痰生火,避免海腥发物,烟尘异味。保持心情舒畅,避免不良情绪的影响,劳逸适当,防止过度疲劳。平时可常服玉屏风散、肾气丸等药物,以调护正气,提高抗病能力。

第二节　喘　证

【概念】

喘证是以呼吸困难,甚至张口抬肩,鼻翼煽动,不能平卧为特征的病证。喘即气喘、喘息,是多种疾病的一个症状,有轻重之别。

喘证可见于某些急、慢性疾病病程中,如急慢性喘息型支气管炎、肺炎、肺气肿、心源性哮喘、肺源性心脏病、胸腔积液、矽肺等发生呼吸困难时,均可参照本篇辨证论治。

【源流】

喘证之名、症状表现和病因病机最早见于《内经》。如《灵枢·五阅五使》说:"肺病者,喘息鼻张。"《灵枢·本脏》曰:"肺高则上气肩息。"提出肺为主病之脏,并描述了喘证的症状表现。《灵枢·五邪》说:"邪在肺,则病皮肤痛,寒热,上气喘,汗出,喘动肩背。"《素问·举痛论》又说:"劳则喘息汗出。"指出喘证病因既有外感,也有内伤,病机亦有虚实之别。此外,《素问·痹论》云:"心痹者,脉不通,烦则心下鼓,暴上气而喘。"《素问·经脉别论》云:"有所坠恐,喘出于肝。"提示喘虽以肺为主,亦涉及他脏。

张仲景在《金匮要略·肺痿肺痈咳嗽上气病脉证治》中所言"上气"即是指气喘、肩息、不能平卧的证候,亦包括"喉中水鸡声"的哮病和"咳而上气"的肺胀。辨证分虚实两大类,并列方治疗。

金元时期的医家对喘证的论述各有补充。如刘河间论喘因于火热,"病寒则气衰而息微,病热则气甚而息粗……故寒则息迟气微,热则息数气粗而为喘也。"朱丹溪认识到七情、饱食、体虚等皆可成为内伤致喘之因,在《丹溪心法·喘》中说:"六淫七情之所感伤,饱食动作,脏气不和,呼吸之息,不得宣畅而为喘急。亦有脾肾俱虚,体弱之人,皆能发喘。"

明代张景岳把喘证归纳成虚实两大证。如《景岳全书·喘促》说:"实喘者有邪,邪气实也;虚喘者无邪,元气虚也。"指出了喘证的辨证纲领。

清代叶天士《临证指南医案·喘》说:"在肺为实,在肾为虚。"林珮琴《类证治裁·喘证》认为:"喘由外感者治肺,由内伤者治肾。"这些论点,对指导临床实践具有重要意义。

【病因病机】

喘证病因复杂,概言之有外感、内伤两大类。外感为六淫外邪侵袭肺系;内伤为饮食不当、情志失调、劳欲久病等导致肺气上逆,宣降失职;或气无所主,肾失摄纳而成。

一、病因

1.外邪侵袭

常因重感风寒,邪袭于肺,外闭皮毛,内遏肺气,肺卫为邪所伤,肺气不得宣畅,气机壅阻,上逆作喘。若表邪未解,内已化热,或肺热素盛,寒邪外束,热不得泄,则热为寒郁,肺失宣降,亦气逆作喘。或因风热外袭,内犯于肺,肺气壅实,清肃失司;或热蒸液聚成痰,痰热壅阻肺气,升降失常,发为喘逆。如《景岳全书·喘促》说:"实喘之证,以邪实在肺也,非风寒则火邪耳。"

2.饮食不当

过食生冷、肥甘,或因嗜酒伤中,脾运失健,水谷不归正化,反而聚湿生痰;痰浊上干,壅阻肺气,升降不利,发为喘促。《仁斋直指方》说:"惟夫邪气伏藏,痰涎浮涌,呼不得呼,吸不得吸,于是上气喘促。"即是指痰涎壅盛的喘证而言。如复加外感诱发,可见痰浊与风寒、邪热等内外合邪的错杂证候。若痰湿久郁化热,或肺火素盛,痰受热蒸,则痰火交阻于肺,痰壅火迫,肺气不降,上逆为喘。若湿痰转从寒化,可见寒饮伏肺,常因外邪袭表犯肺,引动伏饮,壅阻气道,发为喘促。

3.情志所伤

情志不遂,忧思气结,肺气痹阻,气机不利,或郁怒伤肝,肝气上逆于肺,肺气不得肃降,升多降少,气逆而喘。《医学入门·喘》所说"惊忧气郁,惕惕闷闷,引息鼻张气喘,呼吸急促而无痰声者"即属此类。

4.劳欲久病

慢性咳嗽、肺痨等肺系病证,久病肺虚,气失所主,气阴亏耗,不能下荫于肾,肾元亏虚,肾不纳气而短气喘促,故《证治准绳·喘》说:"肺虚则少气而喘。"或劳欲伤肾,精气内夺,肾之真元伤损,根本不固,不能助肺纳气,气失摄纳,上出于肺,出多入少,逆气上奔为喘。正如《医贯·喘》所言:"真元损耗,喘出于肺气之上奔……乃气不归原也。"若肾阳衰弱,肾不主水,水邪泛滥,干肺凌心,肺气上逆,心阳不振,亦可致喘,表现虚中夹实之候。此外,如中气虚弱,肺气失于充养,亦可因气虚而喘。

二、病机

喘证的病位主要在肺和肾,涉及肝脾。因肺为气之主,司呼吸,外合皮毛,内为五脏华盖,为气机升降出入之枢纽。肺的宣肃功能正常,则吐浊吸清,呼吸调匀。肾主摄纳,有助于肺气肃降,故有"肺为气之主,肾为气之根"之说。若外邪侵袭,或他脏病气上犯,皆可使肺失宣降,肺气胀满,呼吸不利而致喘。如肺虚气失所主,亦可少气不足以息而为喘。肾为气之根,与肺同司气体之出纳,故肾元不固,摄纳失常则气不归原,阴阳之气不相接续,亦可气逆于肺而为喘。另外,如脾经痰浊上干,以及中气虚弱,土不生金,肺气不足;或肝气上逆乘肺,升多降少,均可致肺气上逆而为喘。

喘证的病理性质有虚实之分。实喘在肺,为外邪、痰浊、肝郁气逆,邪壅肺气,宣降不利所致;虚喘责之肺、肾两脏,因阳气不足,阴精亏耗,而致肺肾出纳失常,且尤以气虚为主。实喘病久伤正,由肺及肾;或虚喘复感外邪,或夹痰浊,则病情虚实错杂,每多表现为邪气壅阻于上,肾气亏虚于下的上盛下虚证候。

喘证的严重阶段,不但肺肾俱虚,在孤阳欲脱之时,每多影响到心。因心脉上通于肺,肺气治理调节心血的运行,宗气贯心肺而行呼吸,肾脉上络于心,心肾相互既济,心阳根于命门之火,心脏阳气的盛衰,与先天肾气及后天呼吸之气皆有密切关系。故肺肾俱虚,亦可导致心气、心阳衰惫,鼓动血脉无力,血行瘀滞,面色、唇舌、指甲青紫,甚至出现喘汗致脱,亡阴、亡阳的危重局面。

【诊断与病证鉴别】

一、诊断依据

1.以喘促短气,呼吸困难,甚至张口抬肩,鼻翼煽动,不能平卧,口唇发绀为特征。

2.多有慢性咳嗽、哮病、肺痨、心悸等病史,每遇外感及劳累而诱发。

二、病证鉴别

1.喘证与气短

两者同为呼吸异常,喘证呼吸困难,张口抬肩,摇身撷肚,实证气粗声高,虚证气弱声低;气短亦即少气,主要表现为呼吸浅促,或短气不足以息,似喘而无声,无抬肩撷肚。如《证治汇补·喘病》说:"若夫少气不足以息,呼吸不相接,出多人少,名曰气短。气短者,气微力弱,非若喘证之气粗奔迫也。"可见气短不若喘证呼吸困难之甚。但气短进一步加重,亦可呈虚喘表现。

2.喘证与哮病

喘指气息而言,为呼吸气促困难,甚则张口抬肩,摇身撷肚。哮指声响而言,必见喉中哮鸣有声,有时亦伴有呼吸困难。正如《医学心悟》曰:"夫喘促喉间如水鸡声者谓之哮,气促而连续不能以息者谓之喘。"喘未必兼哮,而哮必兼喘。

三、相关检查

喘证发作时当结合听诊,注意肺部有无干湿性啰音或哮鸣音。胸部 X 片及 CT 检查、心电图检查,可协助鉴别喘证出现的原因,辨清是肺源性的诸如支气管炎、肺炎、肺气肿、矽肺等,或为心源性的如心衰。同时可配合血常规检测血白细胞总数和中性粒细胞数、痰培养、血气分析、肺功能测定、心脏彩超等检查。

【辨证】

一、辨证思路

喘证的辨证应以虚实为纲。实喘者呼吸深长有余,呼出为快,气粗声高,伴有痰鸣咳嗽,脉数有力,病势多急;虚喘者呼吸短促难续,深吸为快,气怯声低,少有痰鸣咳嗽,脉象微弱或浮大中空,病势徐缓,时轻时重,遇劳则甚。《景岳全书·喘促》云:"实喘者,气长而有余;虚喘者,气短而不续。实喘者,胸胀气粗,声高息涌,膨膨然若不能容,惟呼出为快也;虚喘者,声低息短,惶惶然若气欲断,提之若不能升,吞之若不能及,劳动则甚,而惟急促似喘,但得引长一息为快也。"

二、类证鉴别

1.实喘应辨外感内伤

外感,起病急,病程短,多有表证;内伤,病程久,反复发作,多无表证。

2.虚喘应分病变脏腑

肺虚者,劳作后气短不足以息,喘息较轻,常伴有面色㿠白,自汗,易感冒;肾虚者,静息时亦有气喘,动则更甚,伴有面色苍白,颧红,怕冷,腰酸膝软;心气、心阳衰弱时,喘息持续不已,常伴有发绀、心悸、浮肿、脉结代等。

3.辨病位病势轻重

凡因外感、痰浊、肝郁气逆等致邪壅于肺,肺之宣降失司之实喘者,其病位在肺,病情较浅;若久病、劳欲,肺之气阴耗伤,肾之精气不足之虚喘,其病位在肾,病势较甚;若喘久由气及血,由肺及心,出现气喘、心悸、胸闷、发绀、浮肿、脉结代之喘证重症,则病及于心,病势已危矣。

三、征候

(一)实喘

1.风寒壅肺证

症状:喘息咳逆,呼吸急促,胸部胀闷,痰多稀薄而带泡沫,色白质黏,常有头痛,恶寒,或有发热,口不渴,无汗,苔薄白而滑,脉浮紧。

病机分析:本证为风寒上受,内舍于肺,邪实气壅,肺气不宣。风寒之邪自皮毛而入,内舍于肺,邪实气壅,肺失宣降则喘息咳逆,呼吸急促,胸部胀满;风寒束表则头痛,恶寒,无汗;风寒袭肺则痰多稀薄而带泡沫,色白质黏,口不渴;邪正相争则或有发热;苔薄白而滑,脉浮紧均为风寒壅肺之象。

2.表寒肺热证

症状:喘逆上气,胸胀或痛,息粗,鼻煽,咳而不爽,吐痰黏稠,伴形寒,身热,烦闷,身痛,有汗或无汗,口渴,苔薄白或罩黄,舌边红,脉浮数或滑。

病机分析:本证为寒邪束表,热郁于肺,肺气上逆。肺热气壅,肃降无权,故喘逆上气,胸胀或痛,息粗,鼻煽,吐痰黏稠,咳痰不利;寒邪束表,热郁于里,故形寒,身热,烦闷,身痛,有汗或无汗,口渴;苔薄白或罩黄,舌边红,脉浮数或滑均为表寒肺热之象。

3.痰热郁肺证

症状:喘咳气涌,胸部胀痛,痰多质黏色黄,或夹有血色,伴胸中烦闷,身热,有汗,口渴而喜冷饮,面赤,咽干,小便赤涩,大便或秘,舌质红,舌苔薄黄或腻,脉滑数。

病机分析:邪热蕴肺,蒸液成痰,肺失清肃,则有喘咳气涌,胸部胀痛,痰多质黏色黄;热伤肺络,可见痰有血色;痰热郁蒸于肺,故有胸中烦闷,身热,有汗,口渴而喜冷饮,面赤,咽干;里热壅盛,故见小便赤涩,大便或秘;苔薄黄,脉滑数皆为痰热之征。

4.痰浊阻肺证

症状:喘而胸满闷塞,甚则胸盈仰息,咳嗽,痰多黏腻色白,咯吐不利,兼有呕恶,食少,口黏不渴,舌苔白腻,脉象滑或濡。

病机分析:本证为中阳不运,积湿生痰,痰浊壅肺,肺失肃降。中阳素虚,痰湿素盛,壅阻肺窍,呼吸不利则喘而胸满闷塞,甚则胸盈仰息;痰浊盛则痰多,黏腻色白,咯吐不利;中阳失运则兼有呕恶,食少,口黏不渴;舌苔白腻,脉象滑或濡为痰浊阻肺之象。

5.肺气郁闭证

症状:每遇情志刺激而诱发,发时突然呼吸短促,息粗气憋,胸闷胸痛,咽中如窒,但喉中痰鸣不著,或无痰声,平素常多忧思抑郁,失眠,心悸,苔薄,脉弦。

病机分析:本证为肝郁气逆,上冲犯肺,肺气不降。平素忧思气结,每遇情志刺激而诱发,肝气上逆犯肺,肺金肃降失司,胸中气满,则呼吸短促,息粗气憋,胸闷胸痛,咽中如窒;因仅为气机郁闭,故喉中痰鸣不著,或无痰声;苔薄,脉弦均为肺气郁闭之象。

(二)虚喘

1.肺气虚耗证

症状:喘促短气,气怯声低,喉有鼾声,咳声低弱,痰吐稀薄,自汗畏风,或见咳呛,痰少质黏,烦热而渴,咽喉不利,面颧潮红,舌质淡红或有剥苔,脉软弱或细数。

病机分析:本证为肺气亏虚,气失所主,或肺阴亦虚,虚火上炎,肺失清肃。肺虚气少,故喘促短气,气怯声低,咳声低弱;气虚卫外不固,故自汗畏风;肺阴不足则见咳呛,痰少质黏,烦热而渴,咽喉不利,面颧潮红,舌质淡红或有剥苔,脉软弱或细数。

2.肾虚不纳证

症状:喘促日久,动则喘甚,呼多吸少,呼则难升,吸则难降,气不得续,形瘦神惫,跗肿,汗出肢冷,面青唇紫,舌淡苔白或黑而润滑,脉微细或沉弱;或见喘咳,面红烦躁,口咽干燥,足冷,汗出如油,舌红少津,脉细数。

病机分析:本证为肺病及肾,肺肾俱虚,气失摄纳。肾为五脏之根,下元不固,摄纳失司,故喘促日久,动则喘甚,呼多吸少,呼则难升,吸则难降,气不得续,形瘦神惫;肾虚水停则跗肿;肾阳不足则汗出肢冷,面青唇紫;舌淡苔白或黑而润滑,脉微细或沉弱均为肾虚不纳之象。

3.正虚喘脱证

症状:喘逆甚剧,张口抬肩,鼻煽气促,端坐不能平卧,稍动则咳喘欲绝,或有痰鸣,心慌动悸,烦躁不安,面青唇紫,汗出如珠,肢冷,脉浮大无根,或见歇止,或模糊不清。

病机分析:本证为肺气欲绝,心肾阳衰。肺气欲绝,故见喘逆甚剧,张口抬肩,鼻煽气促,端坐不能平卧;痰浊阻肺,可有痰鸣;心肾阳衰,喘汗欲脱,故有心慌动悸,烦躁不安,面青唇紫,汗出如珠,肢冷,阳气衰竭,则可见脉浮大无根,或见歇止,或模糊不清之象。

【治疗】

一、治疗思路

1.分虚实而治

实喘治肺,以祛邪利气为主,区别寒、热、痰、气的不同,分别采用温化宣肺、清化肃肺、化痰理气的方法。虚喘以培补摄纳为主,或补肺,或健脾,或补肾,阳虚则温补之,阴虚则滋养之。

2.分标本而治

对于虚实夹杂,寒热互见者,当根据具体情况分清主次,权衡标本,辨证选方用药。

3.积极治疗原发疾病

喘证多继发于各种急慢性疾病中,所以应当积极地治疗原发疾病。

二、基本治法

1.宣肺散寒法

适应证:风寒郁肺证。

代表方:麻黄汤合华盖散加减。前方宣肺平喘,散寒解表,用于咳喘,寒热身痛者;后方功能宣肺化痰,用于喘咳胸闷,痰气不利者。前方解表散寒力强,后方降气化痰功著。

常用药:麻黄、紫苏温肺散寒;半夏、橘红、杏仁、苏子、紫菀、白前化痰利气。

加减:表证明显,寒热无汗,头身疼痛,加桂枝配麻黄解表散寒;寒痰较重,痰白清稀,量多起沫,加细辛、生姜温肺化痰;若咳喘重,胸满气逆者,加射干、前胡、厚朴、紫菀宣肺降气化痰。如寒饮伏肺,复感客寒而引发者,可用小青龙汤发表温里。

2.解表清里,化痰平喘法

适应证:表寒肺热证。

代表方:麻杏石甘汤加减。

常用药:麻黄宣肺解表;黄芩、桑白皮、石膏清泄里热;苏子、杏仁、半夏、款冬花降气化痰。

加减:表寒重,加桂枝解表散寒;痰热重,痰黄黏稠量多,加瓜蒌、贝母清化痰热;痰鸣息涌加葶苈子、射干泻肺消痰。

3.清热化痰,宣肺平喘法

适应证:痰热郁肺证。

代表方:桑白皮汤加减。

常用药:桑白皮、黄芩清泄肺热;知母、贝母、射干、瓜蒌皮、前胡、地龙清化痰热定喘。

加减:身热重,可加石膏辛寒清气;如喘甚痰多,黏稠色黄,可加葶苈子、海蛤壳、鱼腥草、冬瓜仁、薏苡仁清热泻肺,化痰泄浊;腑气不通,痰涌便秘,加瓜蒌仁、大黄或风化硝,通腑清肺泻壅。

4.祛痰降逆,宣肺平喘法

适应证:痰浊阻肺证。

代表方:二陈汤合三子养亲汤加减。前方燥湿化痰,理气和中,用于咳而痰多,痰质稠厚,胸闷脘痞,苔腻者;后方降气化痰,用于痰浊壅肺,咳逆痰涌,胸满气急,苔滑腻者。两方同治痰湿,前方重点在胃,痰多脘痞者适用;后方重点在肺,痰涌气急者较宜。

常用药:法半夏、陈皮、茯苓燥湿健脾化痰;苏子、白芥子、莱菔子化痰下气平喘;杏仁、紫菀、旋覆花肃肺化痰降逆。

加减:痰湿较重,舌苔厚腻,可加苍术、厚朴燥湿理气,以助化痰定喘;脾虚,纳少,神疲,便溏,加党参、白术健脾益气;痰从寒化,色白清稀,畏寒,加干姜、细辛。

5.开郁降气平喘法

适应证:肺气郁闭证。

代表方:五磨饮子加减。

常用药:沉香、木香、川朴花、枳壳行气解郁;苏子、金沸草、代赭石、杏仁降逆平喘。

加减:肝郁气滞较著,可加用柴胡、郁金、青皮等疏理肝气之品以增强解郁之力;若有心悸、失眠者加百合、合欢皮、酸枣仁、远志等宁心;若气滞腹胀,大便秘结,可加用大黄以降气通腑。

6.补肺益气养阴法

适应证:肺气虚耗证。

代表方:生脉散合补肺汤加减。前方益气养阴,以气阴不足者为宜;后方重在补肺益肾,适用于喘咳乏力,短气不足以息等肺肾气虚之证。

常用药:党参、黄芪补益肺气;冬虫夏草补益肺肾;五味子敛肺养肺;炙甘草益气调和。

加减:咳逆,咯痰稀薄者,合紫菀、款冬花、苏子、钟乳石等温肺止咳定喘;偏阴虚者加补肺养阴之品,如沙参、麦冬、玉竹、百合、诃子;咳痰黏稠,加川贝母、百部、桑白皮化痰肃肺;病重时常兼肾虚,喘促不已,动则尤甚,加山萸肉、胡桃肉、脐带等补肾纳气;兼中气虚弱,肺脾同病,清气下陷,食少便溏,腹中气坠者,配合补中益气汤补脾养肺,益气升陷。

7.补肾纳气法

适应证:肾虚不纳证。

代表方:金匮肾气丸合参蛤散加减。前方温补肾阳,用于喘息短气,形寒肢冷,跗肿;后方取人参、蛤蚧补气纳肾,用于咳喘乏力,动则为甚,吸气难降。前方偏于温阳,后方长于益气;前方用于久喘而势缓者,后方用于喘重而势急者。

常用药:附子、肉桂温阳驱寒;山萸肉、冬虫夏草、胡桃肉、紫河车等温肾纳气;配熟地、当归滋阴助阳。

加减:脐下筑筑跳动,气从少腹上冲胸咽,为肾失潜纳,加紫石英、磁石、沉香等镇纳之;喘剧气怯,不能活动,加人参、五味子、蛤蚧以益气纳肾。

肾阴虚者,不宜辛燥,宜用七味都气丸合生脉散加减,以滋阴纳气。药用生地、天门冬、麦门冬、龟板胶、当归养阴;五味子、诃子敛肺纳气。

本证一般以阳气虚者为多见,若阴阳两虚者应分清主次处理。若喘息渐平,善后调理可常服紫河车、胡桃肉以补肾固本纳气。

8.扶阳固脱,镇摄肾气法

适应证:肾虚不纳证。

代表方:参附汤送服黑锡丹,配合蛤蚧粉。前方扶阳固脱,后方用以镇摄肾气,而蛤蚧可温肾阳,散阴寒,降逆气,定虚喘。

常用药:人参、黄芪、炙甘草补益肺气;山萸肉、冬虫夏草、五味子、蛤蚧(粉)摄纳肾气;龙骨、牡蛎敛汗固脱。

加减:阳虚甚,气息微弱,汗出肢冷,舌淡,脉沉细,加附子、干姜;阴虚甚,气息急促,心烦内热,汗出黏手,口干舌红,脉沉细数,加麦冬、玉竹,人参改用西洋参;神昧不清,加丹参、远志、石菖蒲安神祛痰开窍;浮肿加茯苓、万年青根强心利水。

三、复法应用

1.解表通里,辛开苦泄法

适应证:表热兼里结证。症见身热烦躁,喘促痰涌,胸膈灼热,口干唇裂,腹满便秘或便下不爽,苔黄腻,脉浮滑数。

代表方:凉膈散或宣白承气汤加减。前方辛开苦泄,清散上焦风热,兼泻中焦之燥热,用于里热实结兼表热;后方清泄肺热,通利阳明,用于热壅肺气,蒸液成痰,痰热蕴肺,顺传阳明,腑实热结,而致喘促痰涌,腹满便秘者。

常用药:薄荷、连翘疏风清热;石膏、黄芩、桑白皮清泄肺热;大黄、芒硝通腑泄热;瓜蒌、杏仁化痰宽胸,平喘止咳;葶苈子、竹沥半夏泻肺降气化痰;南沙参、知母养阴生津。

2.化痰降逆,补肾纳气法

适应证:肺实肾虚证。症见咳嗽,痰多,气急,胸闷,腰酸,下肢欠温,舌质淡,舌苔腻,脉细沉或兼滑。

代表方:平喘固本汤加减。

常用药:党参、冬虫夏草益气养肺;五味子敛肺气;胡桃肉、坎炁、沉香、磁石补肾纳气平喘;苏子、款冬花、半夏、橘红降气止咳化痰。

加减:若痰气壅结者,加厚朴、白芥子降气宣肺化痰;因寒饮伏肺者温肺化饮,加肉桂、细辛;如下虚甚者,加熟地、补骨脂;因肾阳虚者,加附子、鹿角(胶)、钟乳石温阳下元;因肾阴虚者,加生地、麦冬、当归、龟板(胶)滋填阴精。

3.涤痰泄浊,活血化瘀法

适应证:痰瘀阻肺证。症见喘而气逆痰涌,面暗,唇甲青紫,舌紫,心慌动悸者。

代表方:六安煎合加味旋覆花汤加减。前方偏于化痰降气;后方偏于理气活血。

常用药:苏子、白芥子、半夏降气化痰止咳;葶苈子泻肺平喘;旋覆花、降香、桃仁、红花理气活血。

四、其他疗法

1.单方验方

(1)地龙研粉,每次 3~6g,每日 3 次。用于热喘、实喘。

(2)紫河车粉,每次 1.5g,每日 2 次。用于肾虚喘。

(3)红人参 3g,五味子 20 粒(一次量),研末,每日 2 次。用于虚喘。

(4)葶苈子 15g,万年青根 12~15g,红枣 5 枚,煎服。用于喘悸水肿。

(5)水蛭粉每次 1g,每日 3 次,口服。用于肺胀、喘绀、面色晦暗、胁下积块、舌质紫暗者。

2.常用中成药

(1)丹参注射液:功能与主治:抗炎,活血,化痰。适用于喘证日久,气虚血瘀病证。用法与用量:每支 10mL,每次 20~30mL,每日 1 次,7~10 天为 1 个疗程。

(2)黄芪注射液:功能与主治:益气养元,扶正祛邪,养心通脉,健脾利湿。适用于喘证气虚型。用法与用量:肌内注射,每次 2~4mL,每日 1~2 次;静脉滴注,每次 10~20mL,每日 1 次。

(3)消咳喘(主要成分为满山红叶):功能与主治:止咳化痰,解郁平喘。适用于咳嗽、痰多、气急、喘息等症。用法与用量:每次 10mL,每日 3 次,口服,7 日为 1 个疗程。

3.针灸治疗

(1)艾灸疗法:取穴:肺俞、风门、天突、足三里;大椎、膏肓、膻中、气海。两组穴位交替使用,艾条温和灸法,每日 1 次,每穴灸 20 分钟。

（2）耳针：肺、脾、肾、气管、平喘、三焦、神门，用耳穴埋豆或埋针。

（3）耳穴贴压疗法：以王不留行籽贴压耳穴。选穴：肺、肾、心、气管、平喘、皮质下，3日更换1次，两侧交替使用，7次为1个疗程。

五、临证勾要

1.注意寒热气血的转化互见

喘证的证候之间，存在着一定的联系，临床辨证需注意寒热的转化。如实喘中的风寒壅肺证，若风寒失于表散，入里化热.可出现表寒肺热，此时治疗就需要兼治表寒与里热；再如痰浊阻肺证，若痰浊郁久化热，又可呈现痰热郁肺证，在治疗时就应灵活采用豁痰清肺之法。因肺与心同居上焦，经脉相通，宗气贯心肺而司呼吸，肺主治节，协助心以行血脉，如肺病不能治理、调节血脉的运行，日久可以导致心血瘀阻；而心脏病变亦可导致肺的治节失常，气喘重症每见肺心同病之证。治疗时，如温邪上受，热毒闭肺，热壅血瘀，肺失治节，喘息气促，面青唇紫者，当在清热宣肺的基础上，酌配赤芍、丹皮、丹参、桃仁、绿茶叶等活血通脉。

2.掌握虚实的兼夹错杂

本病在反复发作过程中，每见邪气尚实而正气已虚，表现肺实肾虚之证，可见咳嗽痰多，气急，胸闷，腰酸，下肢欠温，苔腻，脉沉细或兼滑等。治疗宜化痰降逆，温肾纳气，以苏子降气汤为代表方，并根据虚实主次分别处理。肺实为主加用杏仁、白芥子、莱菔子，肾虚为主加用补骨脂、胡桃肉、紫石英。另外可因阳虚饮停，上凌心肺，泛溢肌肤，而见喘咳心悸，胸闷，咯痰清稀，肢体浮肿，尿少，舌质淡胖，脉沉细。治当温肾益气行水，用真武汤加桂枝、黄芪、防己、葶苈子、万年青根等。

3.关于"肺与大肠相表里"的运用

喘证发病过程中，由于"肺与大肠相表里"，痰热邪实闭阻肺气，肺气肃降失司，极易导致肠腑气滞、腑气不通；另外痰热久蕴，也可灼伤阴津，也易致肠腑失濡，腑气闭塞，因此，喘证患者经常可以见到腹胀、便结等腑实肠闭之症，此时应该不失时机地运用通腑的治法，更利于肺气的肃降。吴鞠通在《温病条辨》中说："阳明温病，下之不通，喘促不宁，痰涎壅滞，大便闭结，脉右寸实大，证属肺气不降，宜宣白承气汤。"该方"以杏仁、石膏宣肺气之痹，以大黄逐胃肠之结，此脏腑合治法也"。但凡痰涎壅滞，肺气郁闭的喘证皆可运用。至于热壅肺气，蒸液成痰，痰热蕴肺，顺传阳明，腑实热结，而致喘促痰涌，胸闷便秘者，可选陷胸承气汤清热化痰，通腑开结，药用石膏、黄芩、桑白皮清肺；大黄、芒硝通腑；瓜蒌、杏仁化痰宽胸、平喘止咳，痰多喘急加葶苈子、竹沥半夏；痰热伤津加南沙参、知母。

4.虚喘尤重治肾，扶正当辨阴阳

虚喘有补肺、补肾及健脾、养心的不同治法，且每多相关，应结合应用，但肾为气之根，故必须重视治肾，纳气归原，使根本得固，补气纳肾平喘用人参胡桃汤、参蛤散，温肾纳气平喘选用八味丸、都气丸。

5.关于喘证重变的处理

内伤久病，咳喘反复发作，积渐加重，卒然突变，相当于"肺性脑病"，痰瘀蒙蔽神窍，浊邪害清，烦躁昏昧，谵语等变证者，可选用涤痰汤或菖蒲郁金汤加减涤痰开窍；如属肺热腑结，腑热上冲者，加用安宫牛黄丸清心开窍；如瘀阻水停身肿，相当于肺心心衰阶段，可选用参苏饮（人参、苏木）、泽漆汤、木防己汤加减；如心肺阳虚，气不主血，还可出现喘脱危症，喘急气涌，咯吐粉红色泡沫血痰，则应温阳化饮，益气通脉，救逆固脱，用四逆加人参汤、真武汤加减。对于喘脱的危重证候，尤当密切观察，及时采取应急措施。

【特色经验】

一、临证经验

1.祛邪法

教授认为临床每见久病咳喘病人,肺虚卫外不固,外邪每易反复乘袭,诱使急性发作。故对外邪的辨证,不仅需区别其寒热属性,分风寒、风热治疗,亦要重视其内外合邪,同气相召,互为关联影响。如寒痰蕴肺者易为风寒所乘,表现外寒内饮证,治当解表散寒,温肺化饮,方如小青龙汤;痰热郁肺者,易为风热所伤,治当解表清里,清肺化痰,方如越婢加半夏汤、麻杏石甘汤;若外寒束表,肺热内郁,客寒包火,又当加重辛散解表药的药味和用量,如小青龙加石膏汤;若寒邪入里化热,则当清肺化痰,如桑白皮汤。注意外邪的病理性质每与内在宿邪及体质有关,阳虚寒痰蕴肺者,外邪易从寒化而表现为内外皆寒,甚至因机体对外邪的反应能力低下,虽为感受邪热,仍可见邪从寒化者;阴虚痰热郁肺者,外邪又易从热化,表现为表里皆热。治疗时要做到祛邪不忘扶正,但又忌恋邪。

2.涤痰法

教授认为在感受外邪,诱致本病急性发作时,每因外邪引动肺中伏痰而致痰浊壅阻气道,肺气不利,痰涌气闭,导致窒息危候,此时痰的性质黏稠浊腻、难化难消,已属顽痰、老痰一类,故涤痰利肺最为当务之急。如能及时祛除气道的胶痰,通过吐利荡涤排出,则窒息之势自可逆转,方如六安煎、三子养亲汤、葶苈大枣泻肺汤,药如半夏、白芥子、桔梗、莱菔子、葶苈子、海浮石、礞石、泽漆、皂荚等,并伍沉香、苏子、陈皮、厚朴顺气导痰。寒痰可加干姜、细辛,热痰加知母、黄芩、竹沥,肺热腑实加大黄、风化硝。猪牙皂与皂荚功同而祛痰开闭尤佳,历来用于痰喘风闭、顽痰壅塞气道、黏稠难咯、胸满、气逆、闷塞欲绝之急症。方源《金匮要略》之皂荚丸,虽属劫夺之品,却有开上导下、利肺通腑之神功,教授用于咳喘痰壅气闭之实证,屡获奇效。每次用量为2~3g,可入煎剂,或配入丸散中。如属痰热闭肺,喘促气粗,胸满胁胀,痰涎壅盛,甚则动风痉厥者,可饲猴枣散(猴枣、羚羊角、天竺黄、川贝、礞石、沉香、麝香、硼砂),清热豁痰,息风自开。每次服0.3~0.6g,每日2次。

3.化瘀法

教授认为久病咳喘,痰浊潴留,肺气不利,治节失司,心血营运不畅,可致肺病及心,瘀血阻碍肺气,瘀滞心脉,表现"久病入络"、痰瘀互结同病的病理变化。教授常举《丹溪心法·咳嗽》所说"肺胀而咳,或左或右不得眠,此痰夹瘀血碍气而病",即提示因痰致瘀的特点,故不仅要痰瘀同治,且应重在治瘀。若痰饮壅阻肺气,喘而气逆痰涌,胸部憋闷,胁肋胀痛,面暗,唇甲青紫,舌苔浊质紫,脉细滑者,当化痰祛瘀,选用杏苏二陈汤合加味旋覆花汤,药如苏子、白芥子、葶苈子、法半夏、杏仁、桃仁、当归、旋覆花、茜草根、降香等;如痰瘀壅肺,肺失吸清呼浊之职,浊邪害清,上蒙神机,以致神志淡漠,恍惚,烦躁,昏昧,面暗,唇紫,喘促气逆,痰黏难咯,舌苔浊腻质紫,脉细滑数,治当涤痰泄浊、化瘀开窍,选用涤痰汤合通窍活血汤,药如半夏、南星、天竺黄、炙远志、陈皮、茯苓、菖蒲、郁金、丹参、赤芍、川芎、桃仁、红花、麝香等。他如痰瘀壅阻气机,脉络不通,气化失宣,津液失于输化,则可导致血瘀水停,身肿足浮,腹满,喘急咳逆,心慌动悸,颈脉动甚,面唇、爪甲、舌质暗紫,脉来叁伍不调,表现肺心同病之候,治疗当重在化瘀利水,药用苏木、泽兰、路路通、当归、丹参、桃仁、茯苓、泽泻、汉防己、泽漆、万年青根、蟾皮、茶树根等。其中,苏木咸能入血,辛能走络,功能活血祛瘀消肿,《血证论》治产后败血乘肺,气喘目黑,鼻起烟煤者,用参苏饮,取人参、苏木二味,一补肺气,一降瘀血。常用苏木以治肺心喘满、咳逆胸胀、面浮色紫之症,多获良效。泽漆辛苦而凉,功能行水消肿、祛痰散结,主治水肿腹满、痰饮喘咳、瘰疬等症。常用治肺心病,喘咳面浮、喘咳痰多、身肿、手臂肿胀,常能获得临床症状与体征的缓解。

4.麻黄用法

教授认为麻黄辛温解表散寒，宣肺止咳平喘，故为久病咳喘、感邪诱发之首选药，临证运用时如能根据辨证配药，可广泛应用于多种喘证。如麻黄配石膏辛凉宣泄，外解在表之风寒，内清肺经之郁热，适用于表寒里热之喘证；配黄芩清宣肺热，适用于痰热郁肺、肺失宣降之喘证；配葶苈子泻肺祛饮，宣泄肺气，适用于痰饮壅肺、肺气上逆之喘证；配大黄宣上导下，适用于肺胃热盛、痰饮壅结、腑气不通之喘证；配五味子，散敛相合，适用于肺虚气逆、寒饮内停、肺失宣降之喘证；配熟地滋肾平喘，适用于肺实痰壅、肾阴亏耗、肺气上逆、肾虚不纳之喘证；配黄芪一散一固，宣肺平喘，益气固表，适用于寒痰阻肺、气虚卫弱之喘证。麻黄虽为平喘要药，临床运用时需特别注意掌握麻黄治喘的禁忌证，如额头汗出清冷，心悸喘促，气短息弱，有喘脱征象者；痰少而黏，不易咯出，咽干，手足心热，舌红、苔少或光剥，脉细数等肺肾阴液亏竭者；平素肝阳上亢，头痛眩晕者均不宜使用。

二、验案举例

案一

夏某，女，58岁。喘证已历多年，既往每届冬令发作加甚。今年自冬至夏，发作持续不已，呼吸困难，动则喘甚，稍有咳嗽，痰少，喉中少有痰鸣，心慌，舌质淡，脉沉细。证属肺肾两虚，痰浊阻气。治拟苏子降气汤加减：肉桂(后下)2.5g，炙黄芪12g，当归、钟乳石、炒苏子、法半夏、胡桃肉各10g，橘皮5g，沉香(后下)2.5g，生姜2片。7剂，每日1剂。

二诊：补肺纳肾，降气化痰，气喘减轻，但动则仍甚，咳少无痰，舌苔白，脉沉细，面色无华，仍当从肾虚水泛为痰作喘进治。肉桂(后下)2.5g，炙黄芪12g，当归、钟乳石、炒苏子、法半夏、胡桃肉各10g，紫石英、熟地各12g，诃子5g，沉香2.5g，生姜2片。14剂，每日1剂。

三诊：补肺纳肾，降气平喘，气喘减轻，咳少，痰不多，惟头昏不适，苔脉如前。原法再进，原方去钟乳石，加枸杞子10g。

患者服上方后，病情缓解，持续4个月气喘未作，是年冬季轻度发作2次，经用上方迅即控制。

案二

徐某，男，62岁。咳喘6年，入冬则作，去年11月中旬咳喘大作，经注射青霉素、氨茶碱等治疗2个月无效，于今年1月27日入院。症见胸闷，呼吸浅促，动则喘甚，难于平卧，痰吐欠利，色白清稀，心慌气短，颧暗唇紫，畏寒，面微浮，腰以下肿，足跗按之没指，纳呆，口干不欲饮，溲少便秘，舌质淡红，舌苔淡黄微腻，脉小滑数。证属下虚上盛，治拟肃肺化痰，温肾纳气。处方：南沙参12g，苏子10g，杏仁10g，桑白皮10g，熟地10g，炒沉香2g，怀牛膝10g，白前6g，海浮石12g，胡桃肉10g，肾气丸(包)10g，炒白术10g，茯苓10g。3剂，每日1剂。另用蛤蚧、坎脐、法半夏粉各2g，每日2次分服。

二诊：药服3剂，咳喘递减，痰转白沫，原方增熟地12g。2剂，每日1剂。

三诊：动则作喘亦减，浮肿消退大半，舌苔化，舌偏红，溲量多，可以坐起洗脸，饮食增。原方服用20剂后，即可在室内慢步，惟晨起有一阵咳嗽，痰黏白，舌苔薄净，脉小滑。后予以调理肺脾肾之剂巩固出院。

【预后及转归】

喘证的预后与病程的长短、病邪的性质、病位的深浅有关。一般而论，实喘易治，虚喘难疗。故对待虚喘应持之以恒地调治。若实喘邪气闭肺，喘息上气，胸闷如窒，呼吸窘迫，身热不得卧，脉急数者，虚喘见足冷头汗，如油如珠，喘息鼻煽，摇身撷肚，张口抬肩，胸前高起，面赤躁扰，直视便溏，脉浮大急促无根者，为下虚上盛，阴阳离决，孤阳浮越，冲气上逆之危脱证候，须及时救治，以防意外。

【预防与调护】

对于喘证的预防，平时要慎风寒，适寒温，节饮食，少食黏腻和辛热刺激之品，以免助湿生痰动火；已病则应注意早期治疗，力求根治，尤需防寒保暖，防止受邪而诱发，忌烟酒，远房事，调情志，饮食清淡而富有营养。加强体育锻炼（练习呼吸操、太极拳），增强体质，提高机体的抗病能力，但活动量应根据个人体质强弱而定，不宜过度疲劳。

第二章　心脑病证

第一节　中　风

【定义】

中风病是在人体气血内虚的基础上,多因劳倦内伤、忧思恼怒、嗜食厚味及烟酒等诱发,以脏腑阴阳失调,气血逆乱,直冲犯脑,致脑脉痹阻或血溢脑脉之外为基本病机,临床以突然昏仆,半身不遂,口舌㖞斜,言语謇涩或不语,偏身麻木为主症,具有起病急、变化快的特点,好发于中老年人的一种常见病、多发病。

【范围】

西医学中急性脑血管病,尤以颈内动脉系统的脑血管病为主。凡以急性起病,神昏或昏仆、半身不遂、口舌㖞斜、言语障碍、偏身麻木为主要临床表现的脑血管病,包括出血性、缺血性脑血管病,均可参照本节辨证论治。

【病因病机】

一、病因

1.气血亏虚　高年之体,阴气自半,气血亏虚,或见消渴等大病久病之后,元气耗伤,脏腑阴阳失调,气虚则血运不畅,虚气流滞,脑脉瘀滞不通;阴血亏虚则阴不制阳,阳亢于上,阳化风动,夹痰湿、瘀血上扰清窍,致脑脉受损;或再遇诱因则气血逆乱,直冲犯脑,发为本病。

2.劳欲过度　烦劳过度,阳气升张,亢奋不敛,引动风阳,内风旋动;或纵欲伤精,水亏于下,火旺于上,肝阳亢奋发为本病。

3.情志所伤　七情失调,肝失调达,肝气郁结,气机郁滞,血行不畅,瘀结脑脉;五志过极,大怒伤肝,肝阳暴亢,或心火暴盛,风火相煽,血随气逆,上冲犯脑。临床以暴怒伤肝为多见。至于忧思悲恐、情绪紧张等常为本病的诱发原因。

4.饮食不节　嗜食肥甘醇酒,脾胃受损,脾失健运,聚湿生痰,郁久化热,引动肝风,夹痰上扰,可致病发。尤以酗酒诱发最烈。

5.气候变化本病一年四季均可发生,但发病常与气候骤变有关。入冬骤冷,寒邪入侵,血凝寒则凝,易致血瘀于脑脉而发病;或早春骤然转暖之时,厥阴风木主令,内应于肝,风阳暗动,亦可导致本病发生。

二、病机

1.发病　多呈急性发病,活动状态(尤在用力不当或情绪激动时)、安静或睡眠状态均可发病。发病后多病情变化迅速,在短期内病情发展至严重程度,亦有呈渐进性加重或阶段性加重。部分患者有头晕、头痛、手足麻木或无力、一过性言语不利等先兆症状。

2.病位　在脑髓血脉,与心、肝、脾、肾有密切关系,可引起全身多脏腑功能紊乱。

3.病性　为本虚标实,上盛下虚。急性期,多以标实为主,恢复期及后遗症期,多虚实夹杂,或以本虚为主。标实不外乎风、火、痰、气、血;本虚为气血阴阳不足,以阴虚、气虚较多见,肝肾阴虚为其根本。

4.病势 若初起时,仅见半身不遂、口舌㖞斜、舌强言謇,神志清醒,则清窍尚未蒙塞,病情尚轻,经治疗可好转或痊愈;若病情进一步发展渐至神昏,或初起即有神昏,清窍不开,则病情危笃,经有效治疗,有可能好转或痊愈;若随病情自然进展,神昏日重,甚或合并呕血、便血、厥脱、高热、抽搐等变证、坏证,多难救治。

5.病机转化 在疾病的发展过程中,病机转化迅速是中风病的主要特点。其病机转化决定于内风、邪热、痰浊、瘀血等病邪与人体正气相争及其消长变化的结果。急性期,邪气盛,脑脉痹阻或血溢于脑脉之外,清窍蒙塞,如果正气不衰,经辨证论治,内风息、邪热清、痰浊化、瘀血祛,神明逐渐恢复,半身不遂诸症亦可逐渐减轻。如平素体弱,正气先衰,或邪气过盛,气血逆乱,窍闭不开,脏腑功能紊乱,则正气耗伤,终至元气败脱,阴阳离绝。恢复期,虽然病邪大减,但正气亦大伤,已无神昏窍闭,但由于正气虚衰,其半身不遂诸症仍然存在,尤其是年老体衰、肾精大伤、髓海空虚之人,易见呆痴之症。

中风初起时,内热征象多不明显,但内风煽动,痰浊、瘀血内蕴,阳气郁积,多有化热趋势。内热既盛,一则灼伤正气,二则炼液为痰,三则化风迫血,从而加重气血逆乱上冲之势。这在中风的病机转化中是值得重视的问题。

在中风病的发病和演变过程中,风和火是体现中风病疾病层面的证候要素,其发展变化与疾病的变化密切相关,而痰、瘀是体现证候层面的证候要素。

风病因病机见图 2-1。

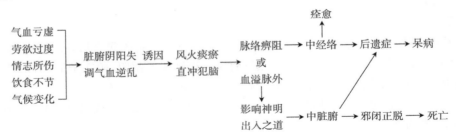

图 2-1 中风病因病机示意图

【诊断与鉴别诊断】
一、诊断标准

参照 1995 年国家中医药管理局脑病急症科研协作组起草制订的《中风病诊断与疗效评定标准》(试行)。

1.病名诊断

主症:偏瘫、神识昏蒙、言语謇涩或不语、偏身感觉异常、口舌㖞斜。

次症:头痛、眩晕、瞳神变化、饮水发呛、目偏不瞬、共济失调。

急性起病,发病前多有诱因,常有先兆症状。

发病年龄多在 40 岁以上。

具备两个主症以上,或一个主症两个次症,结合起病、诱因、先兆症状、年龄即可确诊;不具备上述条件,结合影像学检查结果亦可确诊。

根据中风病的病理特点,中风分为缺血性中风和出血性中风,前者主要指缺血性脑血管病;后者主要指出血性脑血管病。

2.病类诊断

(1)中络:偏身麻木或一侧手足麻木,或有一侧肢体力弱,口舌㖞斜,言语不利者。

(2)中经:半身不遂,口舌㖞斜,舌强言謇或不语,偏身麻木,而无神志昏蒙者。

(3)中腑:半身不遂,口舌㖞斜,舌强言謇或不语,偏身麻木,神志恍惚或迷蒙者。

(4)中脏:神昏或昏愦,半身不遂,口舌㖞斜。神志清醒后,多有舌强言謇或不语。

临床多按有无神志昏蒙而分为中经络和中脏腑两大类证候辨证论治。

3.分期分级

(1)分期

①急性期:发病后2周以内,中脏腑者最长至1个月。

②恢复期:发病2周或1个月至半年以内。

③后遗症期:发病半年以上。

(2)分级

①轻度:中络、中经。

②中度:中腑。

③重度:中脏。

4.证候诊断

(1)证候分类标准

①风痰火亢证

主症:半身不遂,口舌㖞斜,言语謇涩或不语,感觉减退或消失,发病突然。

次症:头晕目眩,心烦易怒,肢体强急,痰多而黏,舌红,苔黄腻,脉弦滑。

②风火上扰证

主症:半身不遂,口舌㖞斜,言语謇涩或不语,感觉减退或消失,病势突变,神识迷蒙。

次症:颈项强急,呼吸气粗,便干便秘,尿短赤,舌质红绛,舌苔黄腻而干,脉弦数。

③痰热腑实证

主症:半身不遂,口舌㖞斜,言语謇涩或不语,感觉减退或消失。

次症:头痛目眩,咯痰或痰多,腹胀便干便秘,舌质黯红,苔黄腻,脉弦滑或偏瘫侧弦滑而大。

④风痰瘀阻证

主症:半身不遂,口舌㖞斜,言语謇涩或不语,感觉减退或消失。

次症:头晕目眩,痰多而黏,舌质黯淡,舌苔薄白或白腻,脉弦滑。

⑤痰湿蒙神证

主症:半身不遂,口舌㖞斜,言语謇涩或不语,感觉减退或消失,神昏痰鸣。

次症:二便自遗,周身湿冷,舌质紫黯,苔白腻,脉沉缓滑。

⑥气虚血瘀证

主症:半身不遂,口舌㖞斜,言语謇涩或不语,感觉减退或消失。

次症:面色㿠白,气乏力,自汗出,舌质黯淡,舌苔白腻或有齿痕,脉沉细。

⑦阴虚风动证

主症:半身不遂,口舌㖞斜,言语謇涩或不语,感觉减退或消失。

次症:眩晕耳鸣,手足心热,咽干口燥,舌质红瘦,少苔或无苔,脉弦细数。

（2）证候量化诊断标准

①风证

a.起病：48 小时达到高峰（2 分）；24 小时达到高峰（6 分）；病情数变（6 分）；发病即达高峰（8 分）。

b.肢体：两手握固或口噤不开（3 分）；肢体抽动（5 分）；肢体拘急或颈项强急（7 分）。

c.舌体：舌体颤抖（5 分）；舌体㖞斜且颤抖（7 分）。

d.目珠：目珠游动或目偏不瞬（3 分）；正常（0 分）。

e.脉弦：是（3 分）；否（0 分）。

f.头晕头痛：头晕或头痛如掣（1 分）；头晕目眩（2 分）。

②火热证

a.舌质：舌红（5 分）；舌红绛（6 分）。

b.舌苔：薄黄（2 分）；黄厚（3 分）；干燥（4 分）；灰黑干燥（5 分）。

C.大便：便干便难（2 分）；便干三日未解（3 分）；便干三日以上未解（5 分）。

d.神情：心烦易怒（2 分）；躁扰不宁（3 分）；神昏谵语（4 分）。

e.面目呼吸气味：声高气粗或口唇干红（2 分）；面红目赤或气促口臭（3 分）。

f.发热：有（3 分）；无（0 分）。

g.脉象：数大有力或弦数或滑数（2 分）。

h.口中感觉：口苦咽干（1 分）；渴喜冷饮（2 分）。

i.尿短赤：有（1 分）；无（0 分）。

③痰证

a.痰：口多黏涎（2 分）；咯痰或呕吐痰涎（4 分）；痰多而黏（6 分）；鼻鼾痰鸣（8 分）。

b.舌苔：腻或水滑（6 分）；厚腻（8 分）。

c.舌体：胖大（4 分）；胖大多齿痕（6 分）。

d.神情：表情淡漠或寡言少语（2 分）；表情呆滞或反应迟钝或嗜睡（3 分）。

e.脉象：滑或濡（3 分）。

f.头昏沉：有（1 分）；无（0 分）。

g.体胖臃肿：是（1 分）；否（0 分）。

④血瘀证

a.舌质：舌背脉络瘀张青紫（4 分）；舌紫黯（5 分）；有瘀点（6 分）；有瘀斑（8 分）；青紫（9 分）。

b.头痛：头痛而痛处不移（5 分）；头痛如针刺或如炸裂（7 分）。

c.肢体：肢痛不移（5 分）；爪甲青紫（6 分）。

d.面色：脸下青黑（2 分）；口唇紫黯（3 分）；口唇紫黯且面色晦黯（5 分）。

e.脉象：沉弦细（1 分）；沉弦迟（2 分）；涩或结代（3 分）。［附加分］：高黏滞血症（5 分）

⑤气虚证

a.舌质舌体：舌淡（3 分）；舌胖大（4 分）；胖大边多齿痕或舌痿（5 分）。

b.体态声音：神疲乏力或少气懒言（1 分）；语声低怯或咳声无力（2 分）；倦怠嗜卧（3 分）；鼻鼾息微（4 分）。

c.汗：稍动则汗出（2 分）；安静时汗出（3 分）；冷汗不止（4 分）。

d.二便：大便溏或初硬后溏（1 分）；小便自遗（2 分）；二便自遗（4 分）。

e.肢体：手足肿胀（2 分）；肢体瘫软（3 分）；手撒肢冷（4 分）。

f.心悸:活动较多时心悸(1分);轻微活动即心悸(2分);安静时常心悸(3分)。

g.面色:面白(1分);面白且面色虚浮(3分)。

h.脉象:沉细或迟缓或脉虚(1分);结代(2分);脉微(3分)。

⑥阴虚阳亢证

a.舌质舌体:舌体瘦(3分);舌瘦而红(4分);舌瘦而红干(7分);舌瘦而红干多裂(9分)。

b.舌苔:苔少或剥脱苔(5分);光红无苔(7分)。

c.神情:心烦易怒(1分);心烦不得眠(2分);躁扰不宁(3分)。

d.热象:午后颧红或面部烘热或手足心热(2分)。

e.头晕目眩:有(2分);无(0分)。

f.盗汗:有(2分);无(0分)。

g.耳鸣:有(2分);无(0分)。

h.干燥:咽干口燥或两目干涩或便干尿少(2分)。

i.脉象:弦细或细微(1分)。

评分:每一证候的得分是将诊断这一证候的各项所得最高分相加而成,满分均为30分。得分≥7分为证候诊断成立。7~14分为轻度,15~22分为中度,≥23分为重度。

二、鉴别诊断

1.痫病 起病急骤,突然昏仆倒地,但痫病之神昏多为时短暂,移时自行苏醒,醒后如常人,多伴有肢体抽搐,口吐白沫,四肢僵直,两手握拳,双目上视,小便失禁,而一般无半身不遂,口舌喝斜等后遗症,发病者以儿童、青少年居多,且有多次相似发作的病史可寻。中风昏仆倒地,其神昏症状重,持续时间长,多难以自行苏醒,多遗留明显后遗症。但应注意的是少数中风先兆发作的患者,与痫病的发作表现相似,如年龄在40岁以上,首次发作者,应注意观察,并进行脑电图、头颅CT等必要的检查,以资鉴别。

2.厥病 突然昏仆,不省人事,但厥病之神昏时间短暂,同时常伴有四肢逆冷,一般移时苏醒,醒后无半身不遂,口舌喝斜,言语不利等后遗症。中风神昏症状重,持续时间长,多难以自行苏醒,醒后多遗留后遗症。

3.痉病 四肢抽搐,项背强直,甚至角弓反张为主症,病发中亦可伴有神昏,但痉病之神昏多出现在抽搐之后,中风病多病起即有神昏,而后出现抽搐;痉病者抽搐时间长,中风病抽搐时间短,痉病者无半身不遂、口舌喝斜等中风特有的症状。

4.痿病 肢体瘫痪,活动无力,但痿病之瘫痪多起病缓慢,以双下肢瘫或四肢瘫多见,或见有患肢肌肉萎缩,或见筋惕肉瞤中风病的肢体瘫痪起病急骤,且以偏瘫不遂为多见;痿病起病无神昏,中风病常有不同程度的神昏。

5.口僻 口眼喝斜、目不能闭、口角流涎为主要临床表现,起病突然,一年四季均可发生,春秋两季多见,青壮年多发,发病前多有明显的局部受凉、风吹等诱因。与中风的发病年龄、病因、临床表现等明显有别。中风也有以口眼喝斜为主要表现者,但多以中老年人为主,且多伴言语謇涩或不语、偏身麻木或神昏等症。

【辨证论治】

一、辨证要点

1.辨病期 发病后一个月内为急性期;发病一个月以上至半年以内为恢复期;发病半年以上为后遗症期。

2.辨轻重 偏身或一侧手足麻木,或兼有一侧肢体力弱,或兼有口舌喝斜者为中络证;以半身不遂,口舌㖞斜,舌强言謇不语,偏身麻木为主症,而无神识昏蒙者为中经证,中络证、中经证病情均属轻度。以半身不遂,口舌㖞斜,舌强言謇或不语,偏身麻木,神识恍惚或迷蒙为主症者为中腑证,病情属中度。以半身不遂,口舌㖞斜,舌强言謇或不语,偏身麻木,神昏或昏愦者为中脏证,病情严重。

3.辨闭脱 凡见神昏或恍惚,牙关紧闭,口噤不开,两手握固,大小便闭,肢体拘紧属闭证。闭证而见面赤身热,气粗口臭,躁扰不宁,舌苔黄腻,舌质红绛,脉弦滑数,属阳闭;闭证而见面白唇黯,静卧不烦,四肢不温,痰涎壅盛,舌苔白腻,舌质淡黯,脉滑缓,属阴闭。凡见昏愦,目合口张,鼻鼾息微,手撒遗尿,脉象虚弱无力或脉微欲绝,属脱证。

4.辨病性 急性期多以标实证候为主。若素有头痛、眩晕等症,突然出现半身不遂,甚或神昏,抽搐,肢体强痉拘急,属内风动越;若病后咯痰较多,或神昏而喉中痰鸣,舌苔厚腻,属痰浊壅盛;若面红目赤,口干口苦,甚或项强身热,躁扰不宁,大便秘结,小便黄赤,则以邪热为主;若见肢体拘挛疼痛,痛处不移,舌质紫黯,有瘀斑瘀点,面色黧黑,多属血瘀。恢复期及后遗症期多属本虚标实、虚实夹杂,若见肢体瘫软,手足肿胀,气短自汗多属气虚;若兼有畏寒肢冷,多为阳气衰微的表现,若心烦少寐,口干咽干,手足心热,舌红少苔,多属阴虚内热。

二、治疗原则

中风急性期标实突出,急则治其标,当以祛邪为主。常用醒神开窍、平肝息风、清化痰热、化痰通腑、活血通络等治疗方法。闭证当以祛邪开窍醒神法治疗;脱证则以扶正固脱为法;内闭外脱者,醒神开窍与扶正固脱可以兼用。恢复期与后遗症期多为虚实夹杂,治宜扶正祛邪,常用育阴息风、益气活血等法。

三、分证论治

1.风痰火亢证

症舌脉:半身不遂,口舌㖞斜,言语謇涩或不语,感觉减退或消失,头晕目眩,发病突然,心烦易怒,肢体强急,痰多而黏,舌红,苔黄腻,脉弦滑。

病机分析:由于肝肾阴虚,肝阳偏亢,阴阳失衡,上盛下虚,平素出现头晕头痛、耳鸣眼花、少眠多梦、腰腿酸软等症,或表现为面部烘热、心中烦躁、易怒、走路脚步不稳等,若遇诱因触动即使肝阳暴张,内风动越,风盛化火,风火上扰清窍,横窜经络。风火相煽,上扰清窍,可见眩晕头痛、面红耳赤、口苦咽干、心烦易怒等症;邪热充斥三焦,可见尿赤便干;风火内窜经络,气血逆乱,可见半身不遂、口舌㖞斜、舌强言謇或不语、偏身麻木等症。舌质红或红绛是阴液不足的表现,舌苔薄黄系风阳化热,脉弦有力则为肝风内盛的象征。

治法:平肝泻火通络。

方药运用:

(1)常用方:

清开灵注射液:40 mL加入0.9%氯化钠注射液250 mL中,静脉滴注,每日1~2次,10~14天为1个疗程。适用缺血性、出血性中风病急性期有风痰火亢表现者。

苦碟子注射液:40 mL加入5%葡萄糖注射液或0.9%氯化钠注射液250 mL中,静脉滴注,每日1~2次,10~14天为1个疗程,用于缺血性中风病急性期有风痰火亢表现者。

天麻钩藤饮加减。药用天麻,钩藤,石决明,夏枯草,黄芩,栀子,川牛膝,杜仲,桑寄生,甘草。

方中天麻、钩藤平肝息风为君药,石决明镇肝潜阳助君药以平息肝风,为臣药;栀子、黄芩、夏枯草清肝泻火,杜仲、桑寄生补益肝肾,以滋水涵木,僵蚕息风通络,川牛膝引亢逆之血下行,共为佐药;甘草调和药性,为使药。

(2)加减:头痛头晕者,加菊花、桑叶;心烦易怒者,加丹皮、赤芍;便干、便秘者加大黄。一般可根据病情调整其用量,于急性期可每日 1 剂,分 2 次服,或每日 2 剂,分 4 次服用。

(3)临证参考:本证以邪热、痰浊、瘀血等邪实为主,故以祛邪为先。病情重者,多需采用综合措施积极抢救。患者窍闭神昏、口噤不开者,口服汤剂困难,则需用静脉滴注、鼻饲、灌肠等多途径给药,进行救治。

2.风火上扰证

症舌脉:半身不遂,口舌㖞斜,言语謇涩或不语,感觉减退或消失,病势突变,神识迷蒙,颈项强急,呼吸气粗,便干便秘,尿短赤,舌质红绛,舌苔黄腻而干,脉弦数。

病机分析:本证多表现为阳闭轻证。平素多有眩晕、麻木之症,是由肝肾阴虚,风火上扰,风痰阻络而成,本证在阴虚阳亢的基础上,遇激烈的情绪变化,风火相煽上扰清窍,即见神识恍惚、迷蒙;风火炽盛夹痰浊、血瘀窜扰经脉故见半身不遂而肢体强痉拘急;风火上攻而清浊升降失常,以致胃肠腑气不畅故见便干便秘。舌质红绛是阴虚火旺的表现,舌苔黄腻而干可知风火痰浊亢盛,脉弦滑大数是邪实病重、风火痰瘀猖獗之征象。

治法:清热息风,开窍醒神。

方药运用:

(1)常用方:

清开灵注射液:40 mL 加入 0.9%氯化钠注射液或 5%的葡萄糖注射液 250 mL 中,静脉滴注,每日 1～2 次,10～14 天为 1 个疗程。适用于缺血性、出血性中风病急性期有风火上扰表现者。

苦碟子注射液:40 mL 加入 5%葡萄糖注射液或 0.9%氯化钠注射液 250 mL 中,静脉滴注,每日 1～2 次,10～14 天为 1 个疗程,用于缺血性中风病急性期有风火上扰表现者。

羚羊角汤合天麻钩藤饮加减。药用羚羊角,天麻,钩藤,石决明(先下),黄芩,栀子,天竺黄,川牛膝,丹参,生大黄(后下)。

方中羚羊角为清肝息风之要药,是为君药;天麻、钩藤平肝息风,石决明镇肝潜阳,助君药以平息肝风,为臣药;栀子、黄芩、天竺黄清肝泻火,牛膝引亢逆之血下行,丹参凉血活血,共为佐药;甘草调和药性,为使药。诸药清热息风,使风降火息,气血下归,清窍得开,病情转稳。

(2)加减:夹有痰浊者,加石菖蒲、远志、郁金;头痛甚者,加菊花、夏枯草;呕吐者,加半夏、旋覆花、代赭石。

(3)临证参考:风阳火邪上扰神明是本证的基本病机。邪热上扰神明,进一步发展有邪闭心窍之趋势。因此,祛邪以防闭窍是治疗的关键。待病情稳定,神志恢复,治疗重点则当调理气血,以促进半身不遂等症的好转。风火之邪易夹血上逆,每加用凉血降逆之品,以引血下行。

3.风痰瘀阻证

症舌脉:半身不遂,口舌㖞斜,言语謇涩或不语,感觉减退或消失,头痛目眩,咯痰或痰多,腹胀便干便秘,舌质黯红,苔黄腻,脉弦滑或偏瘫侧弦滑而大。

病机分析:中年以后,阴虚则内风易动,气虚则痰湿内生,风痰相搏,进而壅滞经脉,致使血行不畅而生血瘀,此属风痰瘀血痹阻脉络发为中风,头晕目眩之症,可于未发之前即有,发病之后加重,或发病以半身不遂为主,自觉症状较少。舌质黯乃血瘀之象。舌苔黄腻为内蕴痰湿,脉弦为肝阳亢肝风动的表现,脉弦滑为中风常见的脉象。

治法:活血祛瘀,化痰通络。

方药运用:

(1)常用方:

醒脑静注射液:20 mL 加入 0.9%氯化钠注射液或 5%葡萄糖注射液 250 mL 中,静脉滴注,每日1次,10~14天为1个疗程。适用于缺血性、出血性中风病急性期有风痰瘀阻表现者。

化痰通络汤加减。药用茯苓,半夏,天竺黄,胆南星,天麻,丹参,香附,酒大黄。

方中天麻平肝息风,半夏、茯苓、天竺黄、胆南星清化痰热,丹参活血化瘀,共为主药,辅以香附舒肝理气,调畅气机,行气活血,助脾化湿,大黄通腑泄热,以防腑实形成而加重病情。

(2)加减:若半身不遂重者可加天仙藤、伸筋草、鸡血藤以增强活血通络之力;或言语謇涩明显者可酌加石菖蒲、玉蝴蝶。痰多质黏者加浙贝母、黄芩等;瘀血重,舌质紫黯或有瘀斑者,加桃仁、红花、赤芍以活血祛瘀;舌苔黄腻、烦躁不安等有热象者,加黄芩、栀子以清热泻火;头痛、眩晕者,加菊花、夏枯草以平肝泻火。

(3)临证参考:可据症、舌、脉,以分辨内风、痰浊、瘀血的轻重程度,决定平肝息风、化痰通络、活血化瘀等药物的使用,一般以化痰、活血化瘀为主。风痰互结,瘀血阻滞,日久易从阳化热,故临证时用药不宜过于燥烈,以免助热生火。如病久体虚者,又当佐以扶正之品。

4.痰热腑实证

症舌脉:半身不遂,口舌㖞斜,言语謇涩或不语,感觉减退或消失,头痛目眩,咯痰或痰多,腹胀便干便秘,舌质黯红,苔黄腻,脉弦滑或偏瘫侧弦滑而大。

病机分析:本证以突然半身不遂为主症,兼症、舌苔、脉象对判别证候的属性极为重要。素有血瘀又蕴痰湿、气血不足,遇情志劳累等诱因使气机逆乱于心胸,进而痰湿郁积中焦而化热,痰热阻滞,升降失职渐致腑气不通;或见于肝阳素盛又兼饮食不节、嗜酒过度或劳倦内伤致使脾失健运,聚湿生痰,痰郁化热,内蓄痰热,遇到情志火极,内风动越,则内风夹痰夹火窜扰经脉,痰热阻滞使胃肠气机失于顺降而成腑实,进而影响气血的运行布达。风夹痰浊、瘀血窜扰经络,而引起半身不遂,偏身麻木,口舌㖞斜;痰热夹滞阻滞中焦,传导失职,升清降浊受阻,腑气不通而便干便秘;脾运力薄清阳不升可见头晕、眩晕,并见痰多等症。舌苔黄、黄腻、脉弦滑均属痰热。偏瘫侧脉弦滑而大,说明偏瘫侧痰湿阻络,正邪交争。

治法:化痰通腑。

方药运用:

(1)常用方:

清开灵注射液:40 mL加入0.9%氯化钠注射液250 mL中,静脉滴注,每日1~2次,10~14天为1个疗程。适用于缺血性、出血性中风病急性期有痰热内盛表现者。

苦碟子注射液:40 mL加入5%葡萄糖注射液或0.9%氯化钠注射液250 mL中,静脉滴注,每日1~2次,10~14天为1个疗程,用于缺血性中风病急性期有痰热内盛表现者。

星蒌承气汤加减。药用大黄(后下),芒硝,胆南星,全瓜蒌,天竺黄,丹参。

方中大黄泻热通腑,荡涤肠胃,为君药;芒硝软坚通便,助君药急下通腑之功,为臣药;瓜蒌化痰通便,胆南星、天竺黄清热涤痰,丹参活血通络为佐药。

(2)加减:热象明显者,加栀子、黄芩;年老体弱津亏者,加生地黄、麦冬、玄参。

(3)临证参考:正确掌握和运用通下法是治疗本证的关键。针对本证腑气不通而采用化痰通腑法,一可通畅腑气,祛瘀通络,敷布气血,使半身不遂等症进一步好转;二可清除阻滞于胃肠的痰热积滞,使浊邪不得上扰神明,气血逆乱得以纠正,达到防闭入脱之目的;三可急下存阴,以防阴竭于内,阳脱于外。掌握通下的时机,也是很重要的,一般认为,腑气不通即可使用本法治疗,不必等到痰热腑实已成,痞、满、燥、实、坚诸症悉备才用。舌苔黄腻、脉弦滑、便秘是本证的三大主要特征。芒硝、大黄剂量一般以10~15 g为宜,以大便通泻、涤除痰热积滞为度,不宜过量,待腑气得通,再改用其他治疗方法。

5.痰湿蒙神证

症舌脉:半身不遂,口舌喎斜,言语謇涩或不语,感觉减退或消失,神昏痰鸣,二便自遗,周身湿冷,舌质紫黯,苔白腻,脉沉缓滑。

病机分析:本证患者多素体阳虚阴盛,正气不足内蕴湿痰,再遇肝风触动,导致风夹湿痰上壅清窍而成内闭之证。因湿痰属阴,邪从阴化故成阴闭,症见痰涎壅盛、面白唇黯、四肢不温、半身不遂而肢体松懈瘫软,舌质黯淡是血瘀滞涩,正气不足的象征。

治法:温阳化痰,醒神开窍。

方药运用:

(1)常用方

参麦注射液:40 mL加入25％葡萄糖注射液40 mL中,静脉推注,15分钟1次,直至厥脱恢复。可同时灌服参附汤。

涤痰汤加减。药用石菖蒲,远志,半夏,陈皮,枳实,茯苓,竹茹,胆南星。

方中石菖蒲辛苦而温,芳香而散,豁痰辟秽,开窍醒神为君药;半夏、陈皮、茯苓健脾燥湿化痰,助君药豁痰开窍之功,远志豁痰利窍。辅助君药共为臣药,枳实、胆南星、竹茹行气化痰清热,可防痰浊郁而化热为佐药;甘草调和诸药为使药。

(2)加减:寒象明显者,加桂枝以温阳化痰;若汗出不止者,加山萸肉、黄芪、龙骨、牡蛎以敛汗固脱;兼有瘀滞者,加丹参。

(3)临证参考:中风若发病急、病情重,或治疗不当,表现为元气败脱,神明散乱的脱证,属中风危候,当采用综合治疗措施进行抢救。痰湿属阴邪,非温阳通达不能除之,治疗多选辛开温化之剂,但不可过用温燥及辛香走窜之品。如有化热倾向者,当佐清泄之剂。脱证常由闭证转化而来,若治疗及时,正气渐渐恢复,正邪交争也能使脱证转化为闭证。在闭、脱转化的过程中,常可见到闭、脱互见的证候。若闭证中出现了汗出、遗尿等脱证症状,是病情有转重的趋势。若脱证经急救出现肢体强痉、脉转弦滑,是正气渐复正邪相争的征象。

6.气虚血瘀证

症舌脉:半身不遂,口舌喎斜,言语謇涩或不语,感觉减退或消失,面色㿠白,气短乏力,自汗出,口角流涎,心悸,便溏,手足肿胀,舌质黯淡,舌苔白腻或有齿痕,脉沉细。

病机分析:本证所见气短、乏力、自汗出,通常被称为气虚的三大主症。面色㿠白是中气不足,不能荣华于颜面的表现;口角流涎,既因脾虚湿盛,又有气弱唇缓的缘故;心悸为心气虚,便溏为脾气虚;手足肿胀多在中风2周后出现,此因气虚血阻,手足筋脉、肌肤失于气血的温煦、濡养。舌质黯淡为气虚血瘀之象,脉沉为阳气不足的征象。

治法:益气活血。

方药运用:

(1)常用方

参麦注射液合丹参注射液:参麦注射液40 mL加入5％葡萄糖注射液或0.9％氯化钠注射液250 mL中,静脉滴注;灯盏花素50 mg加入5％葡萄糖注射液或0.9％氯化钠注射液250 mL中,静脉滴注,每日1次,14天为1个疗程。适用于缺血性中风病急性期有气虚血瘀表现者,也适用于缺血性、出血性中风病恢复期有气虚血瘀表现者。

补阳还五汤加减。药用炙黄芪、当归、红花、川芎、桃仁、赤芍、地龙。

方中重用黄芪补益元气为君药;当归养血和血,取血为气母之意,助君药补益气血为臣药;红花、桃仁、川芎、赤芍活血化瘀通络,赤芍性寒,亦可防诸药甘温太过而伤血,地龙搜剔经络之邪共为佐药。

（2）加减：气虚明显者，加党参、太子参；言语不利者，加远志、石菖蒲、郁金以祛痰利窍；心悸喘息，加桂枝、炙甘草；肢体麻木者，加木瓜、伸筋草、防己以舒筋通络；肢体瘫软无力者，加川断、桑寄生、杜仲、牛膝；小便失禁者，加桑螵蛸、益智仁；血瘀重者，加莪术、水蛭等破血通络之品。

（3）临证参考：本证多见于恢复期和后遗症期。根据气虚的程度决定黄芪的用量，一般用量在15～45 g，重者可用至75 g。如急性期仅有气短乏力之症，而血瘀络阻突出，且有血瘀化热之趋，暂不宜重用黄芪，可改用太子参、生山药、茯苓等甘平益气之品。本方尤多用于风痰瘀血、痹阻脉络证经调治转化为气虚血瘀证，此类证的治疗除服用益气活血方药外，应配合针灸、推拿疗法和加强肢体功能锻炼，以促进偏瘫恢复。

7.阴虚风动证

症舌脉：半身不遂，口舌㖞斜，言语謇涩或不语，感觉减退或消失，眩晕耳鸣，手足心热，咽干口燥，舌质红瘦，少苔或无苔，脉弦细数。

病机分析：本证是由肝肾阴虚，肝阳偏亢形成上实下虚之证，又因情志刺激，化火灼阴，进而内风旋动，夹痰窜扰脉络而致半身不遂诸症。头晕耳鸣、失眠烦躁、手足心热是心、肝、肾阴液不足，虚火妄亢所致。舌质红绛少苔、无苔当属阴虚，黯红者属阴虚血虚，脉弦主肝风，脉细主血少，数脉为里热。

治法：育阴息风。

方药运用：

（1）常用方：

生脉注射液：60 mL加入0.9％氯化钠注射液或5％葡萄糖注射液250 mL中，静脉滴注，每日1次，14天为1个疗程。适用于缺血性、出血性中风病急性期或恢复期有气阴虚表现者。

镇肝熄风汤加减。药用牛膝、代赭石、生龙骨、牡蛎、龟甲、白芍、玄参、天门冬、明天麻、钩藤、白菊花、甘草。

方中重用牛膝引血下行，折其亢阳，并能补益肝肾，是为君药；代赭石、龙骨、牡蛎皆质重性降之品，助善降逆潜阳，镇息肝风，与君药合用，则镇肝潜阳息风作用更强，故为臣药；佐以龟甲、玄参、天冬、白芍滋养阴液，养阴配阳，使阴能治阳而肝风平息，天麻、钩藤、菊花平肝息风，甘草调和诸药为使药。

（2）加减：夹有痰热者，加天竺黄、竹沥、川贝母以清化痰热；心烦失眠者，加黄芩、山栀子以清心除烦，加夜交藤、珍珠母以镇心安神；头痛重者，加生石决明、夏枯草以清肝息风；口角抽动，手足拘挛抽搐，或恢复期有肢体强痉拘急者，加全蝎、天麻、僵蚕息风止痉。

（3）临证参考：风动之因在于阴液不足，故急当治其标，待标实一去即当扶正，滋阴敛阳以固其本。还需注意肝为刚脏，性喜条达而恶抑郁，故临床证时宜加麦芽、茵陈以顺应肝胆升发之性。因滋阴潜镇之品易碍胃气，故宜适当选用健脾养胃之品。本证可见于急性期，也可见于恢复期。在急性期若及时给予滋阴息风之剂，迅速平息内风，于1～2周后即可进入恢复期，并且预后较好。恢复期见阴虚风动证多由肝阳暴亢，风火上扰证转变而来，也有少数病例由痰热腑实证经治腑气已通，痰浊渐消，而邪热更炽，灼伤阴液，致使内风旋动转化为阴虚风动证。恢复期的阴虚风动证，精神护理最为重要，遇有情志刺激，心肝火旺即可触动内风，发为复中，若反复中风2次以上，预后不佳，致残率高。

四、其他治疗

1.中成药

（1）神昏：中脏腑属痰热内闭清窍者，用清开灵注射液40～80 mL加入5％葡萄糖注射液或0.9％氯化钠注射液250 mL中静脉滴注，或用醒脑静注射液10～20 mL加入5％葡萄糖或0.9％氯化钠注射液 250 mL 中,静脉滴注,或用安宫牛黄丸、局方至宝丹鼻饲,每次 1～2 丸,每 6～8 小时 1 次。中脏腑属痰湿蒙塞清窍者,以苏合香丸 1～2 丸鼻饲,每 6-8 小时 1 次。中脏腑属元气败脱,神明散乱证者,急以参附汤灌服,或用参麦注射液 40 mL 加入 5％葡萄糖注射液或 0.9％氯化钠注射液 250 mL 中静脉点滴。必要时需结合西医学手段积极抢救。

(2)痰多:用竹沥水,每次 10～100 mL,每日 2～3 次。清热镇惊,润燥涤痰。用于咳嗽痰多,脑卒中舌强,气喘胸闷,以及小儿痰热惊风等症。

(3)腑实

新清宁片:每次 3～5 片,每日 3 次。清热解毒,活血化瘀,缓下。用于内结实热,喉肿,牙痛,目赤,便秘,下利,感染性炎症,发热等症。

复方芦荟胶囊:每次 1～2 粒,每日 1～2 次。清肝泻热,润肠通便,宁心安神。用于心肝火盛,大便秘结,腹胀腹痛,烦躁失眠。

(4)高血压:用牛黄清心丸,每次 1 丸,每日 1 次。清心化痰,镇惊祛风。用于神志混乱,言语不清,痰涎壅盛,头晕目眩,癫痫惊风,痰迷心窍,痰火痰厥。

(5)半身不遂、肢体麻木、语謇、口歪　①属血瘀证者

血栓心脉宁胶囊:每次 4 粒,每日 3 次。芳香开窍,活血散瘀。用于中风属气滞血瘀证者。

灯盏花素注射液:50 mg 加入 5％葡萄糖注射液 250 mL 中,静脉滴注,每日 1 次。活血祛瘀,通络止痛。用于瘀血阻滞,脑卒中偏瘫,肢体麻木,口眼㖞斜,言语謇涩等。

脉络宁注射液:10～20 mL 加入 0.9％氯化钠或 5％葡萄糖注射液 250 mL 中,静脉滴注,每日 1 次,10～14 天为 1 个疗程。清热养阴,活血化瘀。用于中风及后遗症等。

②属痰热证者

清开灵注射液:40～80 mL 加入葡萄糖 250～500 mL 静脉滴注。清热解毒,化痰通络,醒神开窍。用于热病神昏,脑卒中偏瘫,神志不清。苦碟子注射液:40 mL 加入 5％葡萄糖注射液或 0.9％氯化钠注射液 250 mL 中,静脉滴注,每日 1～2 次,10～14 天为 1 个疗程,活血止痛,清热祛瘀。用于治疗中风痰热、风火、瘀热证。

③属气虚血瘀证者

生脉注射液:60 mL 加入 0.9％氯化钠或 5％葡萄糖注射液 250 mL 中,静脉滴注,每日 1 次,14 天为 1 个疗程。益气养阴固脱。用于中风急性期气阴亏虚,阴气欲脱之证。

参麦注射液:40 mL 加入 0.9％氯化钠或 5％葡萄糖注射液 250 mL 中,静脉滴注,每天 1 次。补气生津,止渴固脱。用于各种原因所致的气虚、津亏,表现为眩晕、晕厥、自汗、心悸、口渴、脉微等厥证、虚证。

消栓再造丸:水蜜丸每次 5.5 g,大蜜丸每次 1～2 丸,每日 2 次。活血化瘀,息风通络,补气养血,消血栓。用于气虚血滞,风痰阻络引起的中风后遗症。

2.针灸

(1)神昏:属闭证可针人中,或十宣放血;属脱证可灸关元、气海、神阙 20 分钟。

(2)半身不遂:上肢:针肩髃、曲池、外关、合谷等;下肢:针环跳、委中、阳陵泉、足三里、太冲等,亦可针头部运动区的相应部位。

(3)言语謇涩或不语:针刺廉泉、哑门等。

(4)口歪:针刺迎香。

3.推拿

推拿适用于中风急性期或恢复期的半身不遂,尤其是半身不遂的重证。其手法为推、搔、按;

捻、搓、拿、擦。取穴有风池、肩井、天宗、肩髃、曲池、手三里、合谷、环跳、阳陵泉、委中、承山。以患侧颜面、背、四肢为重点。

4.外治法

中药煎汤熏洗,直接作用于患侧肢体,有舒筋活络、缓解疼痛、减轻肿胀等多种作用,对缓解痉挛同样有很好的效果。

(1)适应证及方药:熏洗疗法主要适用于中风偏瘫的恢复期和后遗症期。根据患肢肌张力的不同选用不同的药物。对于肌张力增高手足拘挛者,选用伸筋草、透骨草、豨莶草、白芍、生甘草、木瓜、萆薢、汉防己、桑桂枝、红花、川乌、川椒等;而肌张力低下手足弛缓者,选用生黄芪、小茴香、鸡血藤、紫石英、苍术、红花、透骨草等。

(2)熏洗方法:对于中风偏瘫的患者主要以熏洗患侧局部为主,分上肢熏洗和下肢熏洗。在药液温度较高时,先以蒸气熏患肢,或以药液浸湿毛巾敷于患肢,主要是肩、肘、腕、手及髋、膝、踝关节等处。当药液温度下降到能浸浴时(一般为37～44℃左右),再将患侧主要是手足浸浴。浸浴的时间为20～30分钟。一剂药液可反复加热使用5～6次。

5.功能锻炼

(1)肢体训练:急性期即应把患者的肢体置于功能位,并定期翻身,做被动运动。随着恢复,应循序渐进地进行综合训练。

(2)语言训练:应当鼓励患者讲话,按照语言发育的顺序依次耐心的练习,要持之以恒,循序渐进。

(3)唇角流涎者,应每日坚持鼓腮、示齿等动作,并自我或由他人按摩患侧面颊。

【转归与预后】

中风病患者的转归与预后取决于其体质的强弱、正气的盛衰、病情的轻重以及诊疗的正确及时与否、调养是否得当等。

中风病位在脑髓血脉。起病即见神昏者多为邪实窍闭,病位深,病情重;如昏愦不知,瞳神异常,甚至出现呕血、抽搐、高热、呃逆等,则病情危重,若正气渐衰,多难救治;以半身不遂、口舌㖞斜、言语謇涩为主症而无神昏者病位较浅,经治疗可逐渐恢复。但大约3/4的中风患者遗留言语不利、半身不遂、偏身麻木、饮水呛咳等后遗症。如毒损脑络,神机失用则可渐致反应迟钝,神情淡漠而发展为痴呆。若治疗不当,或阴血亏虚,阴不敛阳可再发中风。

【护理与调摄】

急性期患者宜卧床休息,中脏腑者头部可稍高,且尽量少活动;痰涎壅盛者,频繁呕吐者,使其取侧卧位,并可拍患者后背,帮助排痰,必要时吸痰;伴有抽搐者,宜加床栏,以防其坠床,以咬牙垫防舌咬伤,床单宜平整。密切观察病情变化,注意神志、瞳孔、呼吸、脉搏、血压的情况。尤其是中脏腑患者要密切观察病情,以了解闭、脱的转化。保持呼吸道通畅和肠道的通畅。勤翻身拍背,做好口腔、呼吸道、皮肤、导管护理,防止口腔、肺部、皮肤及泌尿系感染。注意偏瘫急性期患者的良肢位的设定,对于抑制肢体痉挛、预防肩关节半脱位、早期诱发分离运动等起到重要作用。患者神志转清或病情稳定后,即尽早进行系统、正规的言语及肢体功能的康复训练,可配合针灸、推拿等中医传统方法,语言不利者,宜加强语言训练,以循序渐进为原则。

【预防与康复】

一、预防

中风病是临床常见的、多发的内科急症之一,且复发率高。本病的发生常为多种致病因素长期作用的结果,发病前常有诱发因素,因此预防本病的发生具有重要意义。预防本病要从以下几个方面入手。

1.加强体育锻炼,强壮正气"正气存内,邪不可干"。平时宜生活规律,起居有常,饮食有节,忌食肥甘厚味、辛香炙烤之物,调畅情志,保持心情舒畅,适当增减衣服,防止外感,并结合个人情况,经常进行太极拳、内养功等锻炼,以增强体质。

2.药物预防

(1)风阳上扰者,用潜阳息风煎加味。药用羚羊角、珍珠母、龟甲、天麻、葛根、玳瑁、生槐花、天竺黄、生地黄、秦艽、胆南星,水煎服。肝肾阴虚者,加服六味地黄丸;便干便秘者,加肉苁蓉、阿胶、胡麻仁。一般服至症状消失,减量,再巩固一段为宜。

(2)痰浊阻滞者,用化痰通络汤或半夏白术天麻汤加减。药用法半夏、郁金、天麻、白术、陈皮、丝瓜络、旋覆花。本方用量一般取常用量,直至症状消失为止,改服人参健脾丸巩固。

(3)肾虚血瘀者,用补肾活络汤加减。药用何首乌、枸杞子、益母草、麦冬、白蒺藜、黑豆、丹参、黄精。本方用量不宜太大,至症状改善后,改服丸剂调治。

(4)气虚血瘀者,用补阳还五汤加味。药用生黄芪、生白术、当归身、川芎、红花、党参。本方药用量,黄芪宜重用,一般15～45 g左右,1个月服药10天为1个疗程,渐至症状消失,再巩固一段为宜。

3.气功预防　患者根据自己的具体情况,选用适当的功法练习。

4.心理调治　经常保持心情愉快,增强战胜各种困难的决心和信心、毅力。适当参加各种有益身心健康的文艺活动等。

二、康复

康复治疗应贯穿中风病发生发展的始终,早期康复,效果更好。主要内容如下。

1.食疗康复

(1)黄芪猪肉羹:适用于气虚血亏,肾精不足者。每次取黄芪30 g,大枣10枚,当归10 g,枸杞子10 g,瘦猪肉100 g,精盐少许。先将猪肉洗净切薄片,与黄芪、当归、大枣、枸杞子一并入锅,加水适量炖汤。肉将熟时,加入少许精盐调味而成。食肉喝汤,可常食之。

(2)薏苡仁粥:适用于痰热互结而致瘫肢拘挛,不得屈伸,大便秘结,言謇,口苦烦躁,苔腻者,每次取薏苡仁30 g,冬麻子15 g,先用水研冬麻子取汁,后将薏苡仁捣碎,入汁煮粥,空腹食之,早晚各1次,5～7天为1个疗程。

(3)羊肚粥:适用于肝肾亏虚,痰瘀留滞者。每次取用羊肚1具洗净,粳米100 g,姜、葱、豉、椒、蒜五味适量。先将羊肚切成大块与粳米煮粥,下五味调适,空腹食之。

2.功能训练　功能训练主要针对患者遗留的半身不遂、语言障碍和唇缓流涎而设。

(1)肢体训练:在急性期即应当把患者的肢体置于功能位,并定期翻身,清洁皮肤,适当地轻揉患肢;并进行肢体的被动训练。此时,除按上肢、下肢规定的康复动作训练外,还需注意动作要轻柔,和缓,不可勉强拉扯,以免伤及肢体的肌肉和关节。双侧肢体做同样的动作。还要依照先上肢后下肢,先大关节后小关节的顺序练习。对神志清醒患者,要在被动训练的基础上,进行主动训练,一定要按照医生的要求,定时完成每天规定的动作和次数。对动作不规范者,医护人员要及时予以纠正。一般经过一段时间的综合训练,大多数患者就可在他人的帮助下起床下地或行走,但要掌握循序渐进的原则。合理选用各类助行工具,也是非常必要的,可使足下垂、膝后屈得以减轻。

(2)语言训练:待患者神志清醒后,即当鼓励患者讲话,若患者言语障碍,要首先向患者交待清楚病情,动员其配合治疗,并与之约定一些必要的信号,如喝水则张口,不喝水则摇头等,有书写能力者,可令其写出要求,然后即开始语言训练。先教患者发"啊""喔"等元音,而后逐渐成词,最后成句。语言康复必须有耐心,掌握循序渐进的原则。

(3)唇缓流涎者的训练:每日坚持做鼓腮、示齿等动作,并自我或由他人按摩患侧。

【医论提要】

病名方面,《内经》中类似中风病的记载很多,但无中风的病名,而是随本病不同的症状表现和疾病发展的不同阶段有着不同的命名。在卒中昏迷时期有仆击、大厥、薄厥的记载,分别见于《素问·通评虚实论》《素问·调经论》《素问·生气通天论》。在半身不遂时期有偏风、偏枯、身偏不用、痱风、击仆等不同的名称,分别见于《素问·风论》《素问·生气通天论》《灵枢·热病》《灵枢·九宫八风》。汉代张仲景在《金匮要略·中风历节病脉证并治》中首创中风之病名,并沿用至今。

病因病机方面,金元以前以内虚邪中立论,始于《灵枢·刺节真邪》:"虚邪偏客于身半,其入深,内居荣卫,荣卫稍衰,则真气去,邪气独留,发为偏枯"。张仲景在《金匮要略》中认为中风之病因为经络空虚,风邪入中。陈无择的《三因极一病证方论》载有邪风"如其经络空虚而中伤者,为半身不遂……"。严用和在《济生方》中也认为半身不遂是由于"营卫失度,腠理空虚,邪气乘虚而入"。唐宋以后,一些医家根据自己的临床经验,对外风入中理论提出异议,始有主火、主气、主痰、主虚诸论。王安道在《医经溯洄集》中指出"中风者,非外来之风,乃本气自病,凡人年逾四旬气衰之际,或因忧喜忿怒伤其气者,多有此疾,壮岁之时无有也,若盛肥则间有之"。明确提出"正气自虚"、"形盛气衰"的论点。朱丹溪创中风"痰湿生热"说,见于《丹溪心法》。刘完素在其《素问玄机原病式》中认为"心火暴甚",是中风的根本原因。与此同时,王履从病因学角度归类,提出"真中"、"类中"的分类方法,他在《医经溯洄集》中说:"因于风者,真中风也;因于火,因于气,因于湿者,类中风而非中风也"。这对于中风病因学说的发展和完善,无疑是一个很大的贡献。明代张景岳创"非风"说,提出内伤积损是中风的病因,《景岳全书·杂证谟·非风》中指出本病的发生"皆内伤积损颓败而然,原非外感风寒所致"。有关中风的病因,除内因、外因外,还有多种因素,如不良精神刺激、饮食起居不当、肥胖、体虚等,均可诱发中风。如《素问·生气通天论》说:"大怒,则形气绝,血菀于上,使人薄厥……",《素问·通评虚实论》:"仆击、偏枯……肥贵人,则膏粱之疾也",《灵枢·百病始生篇》说:"起居不节,用力过度,则伤阳络,阳络伤,则血外溢"。刘完素在《素问玄机原病式》云:"所谓肥人多中风者,盖人之肥瘦,由血气虚实使之然也"。详察中风病机,历代医家的认识归纳起来不外虚(阴虚、气虚)、火(肝火、心火)、风(肝风、外风)、痰(风痰、湿痰)、气(气逆)、血(血瘀)六端,其中又以肝肾阴虚为其根本。因于虚者,即《景岳全书·杂证谟·非风》所谓"阴亏于前,而阳损于后,阴陷于下,而阳浮于上,以致阴阳相失,精气不交,所以忽而昏愦,突然仆倒……";因于火者,刘完素所谓"心火暴甚"以及后人所谓"热极生风"是也;因于风者,前有《医方类聚》所谓"体虚而腠理不密,风邪之气乘虚而中人也",后有叶天士所谓"精血内耗,水不涵木,木少滋荣,故肝阳偏亢"的"内风旋动"说(《临证指南医案》);因于痰者,即丹溪所谓"湿土生痰,痰生热,热生风"(《丹溪心法》)是也;因于气者,即《素问·调经论》所谓"血之与气并走于上,则为大厥"是也;因于血者,即《素问·生气通天论》所谓"血菀于上,使人薄厥"。

有关中风病的临床表现,戴思恭在《证治要诀》中有详尽而系统的描述,"中风之证,卒然晕倒,昏不知人,或痰涎壅盛,咽喉作声,或口眼歪斜,手足瘫痪,或半身不遂,或舌强不语"。楼英也强调突然昏倒是中风起病时的常见症状,其在《医学纲目》中说:"其卒然仆倒者,经称之为击仆,世又称为卒中,乃初中风时如此也"。

证候分类方面,《金匮要略·中风历节病脉证并治》首先提出中络、中经、中腑、中脏的证候分类方法。隋代巢元方《诸病源候论》中有中风候、风癔候、风喎候、风痱候、风偏枯候等之分。唐代孙思邈在《备急千金要方·卷第八·论杂风状第一》中指出:"中风大法有四:一曰偏枯,二曰风痱,三曰风懿,四曰风痹"。这是中风另一种证候分类的方法。明代李中梓将中风明确分为闭证和脱证。清代沈金鳌《杂病源流犀烛·中风源流》更明确指出:"盖中脏者病在里,多滞九窍。……中腑者病在表,多著四肢,其症半身不遂,手足不随,痰涎壅盛,气喘如雷,然目犹能视,口犹能言,二便不秘,邪之中犹浅"。沈氏根据病变部位的浅深和病情的轻重探讨中风证候分类的方法,对病情的了解和预后判断均有帮助。

在治疗方面,由于诸家对病因认识上的差异,反映在治则方面的争鸣也十分突出。汉唐时期多主外因,治必温散,予续命汤、侯氏黑散诸方。金元以后则针对内因,治则研究也随之深化。清代尤在泾在《金匮翼·中风通论》立中风八法:"一曰开关,二曰固脱,三曰泄大邪,四曰转大气,五曰逐瘫痪,六曰除热气,七曰通窍隧,八曰灸俞穴",可谓提纲挈领。具体到中风治疗须分先后,《丹溪心法》曰:"初得急当顺气,及日久当活血。中风大率血虚有痰,治痰为先,次养血行血。初昏倒,急掐人中至醒,然后用痰药"。《临证指南医案》曰:"治分先后,本体先虚,风阳夹痰火上壅,营卫脉失和,先用开关,继则益气养血,佐以消痰清火,宣通经络"。中风的治疗须抓主要矛盾,"肝阳偏亢,内风时起,用滋阴熄风,濡养营络补阴潜阳","阴阳并损,温柔濡润通补"(《临证指南医案》),"气虚血瘀,补气活血化瘀"(《医林改错》),"闭者宜开,脱者宜固。气火上升,宜于抑降。肝阳之扰,宜于清泄。痰壅之塞,宜于涤化。阴液之耗,宜于滋填"(《中风斠诠》)。有关中风治疗的禁忌,历代医家也有一定的阐述,河间曰:"慎勿用大热药乌、附之类,故阳剂刚胜,积火燎原,……天癸竭而营卫涸,是以中风有此诫"(《素问病机气宜保命集·中风论》),缪希雍则言:"内热生风及痰也,治痰先治火,清火先养阴,最忌燥剂,若误用种种风燥之剂,小续命汤、桂枝、麻黄、羌活、独活、防风、白芷、胆南星,轻则变重,重则必死"(《医学广笔记》)。《类中秘旨》中言:"不得恣意疏泄,不可再用风药,再行升散,愈散则愈动,因此,而气不复反则死者多"。这些禁忌均为医家个人经验的总结,在临床上还须灵活掌握。历代有关中风治疗的有效方剂很多,不胜枚举。如《证治汇补》的涤痰汤、《医学心悟》加减生铁落饮、《杂病新义》天麻钩藤饮、《医学衷中参西录》镇肝熄风汤、《医林改错》补阳还五汤、《医学广笔记》养阴熄风法(汤)、薛雪的滋营养阴膏等等直到今天仍被临床所采纳。

中风病急性期过后的康复治疗十分重要,我国历代文献虽无此系统记载,但其基本内容已零散地出现在古籍中。早在《灵枢·热病》就有:"偏枯……巨针取之,益其不足,损其有余,乃可复也"的中风后遗症针灸康复法。明代杨继洲编著的《针灸大成》中辑录了朱权所著《乾坤生意》中的"中风瘫痪秘诀",详尽可鉴。《素问·血气形志论》中言:"病生于不仁,治之以按摩醪药"。可谓中风病的按摩康复法。《素问·异法方宜论》中言:"其病多痿厥寒热,其治宜导引按跷",可谓中风导引康复法之萌芽。隋代巢元方在《诸病源候论》记述了80多种导引法治疗偏枯(半身不遂),为后世提供了参考。

预后方面,明代喻嘉言谓之"中风一证,动关生死安危,病之大且重,莫过于此者"(《医门法律·中风论》),清代熊笏亦言:"中经络则药饵多施;中腑则残疾难疗;中脏则性命危"(《中风论》)。总之,历代医家多认为本病是难治病证之一,历来被视为中医内科四大症(风、痨、鼓、膈)之首。

【医案选粹】

案一

张路玉治春榜赵明远,平时六脉微弱,患中风,经岁不瘳。诊之,左手三部弦大而坚,知为肾脏阴伤,壮火食气之候,且人迎斜内向寸,又为三阳经满溢入阳维之脉,是不能无颠仆不仁之虞。右手三部浮缓,而气口以上微滑,乃痰涌于膈之象。以清阳之位,而为痰气占据,未免侵溃心主,是以神识不清,语言错误也。或者以其兼口角微涩,目睛恒不易转,以为邪在经络,用祛风导痰之药,不知此本肾气不能上通于心,心脏虚热生风之症,良非风燥药所宜。或者以其小便清利倍常,为肾气虚,而用八味壮火之剂,不知此症虽虚,而虚阳伏于肝脏,所以阳事易举,饮食易饥,又非益火消阴药所宜。或者以其向患休息久痢,大便后常有痰红溃沫而用补中益气,不知脾气陷于下焦者,可用升举之药,此阴虚久痢之余,有何清气在下?若用升、柴升动肝肾虚阳,鼓激膈上痰饮,能保其不为喘胀、逆满之患乎?今与河间地黄饮子,助其肾,通其心,一举而两得之。但不能薄滋味,远房室,则药虽中病,终无益于治疗也。惟智者以善调摄为第一义。

案二

在沧州治一建筑工头,其人六十四岁,因包修房屋失利,心甚懊忱,于旬日前即觉头疼,不以为意。一日晨起至工所,忽仆于地,状若昏厥,移进苏醒,左手足遂不能动,且觉头疼甚剧。医者投以清火通络之剂,兼法王勋臣补阳还五之义,加生黄芪数钱。服后更觉脑中疼如锥刺,艰忍须臾。求为诊视。其脉左部弦长,右部洪长,皆重按甚实。询其心中,恒觉发热。其家人谓其素性嗜酒,近因心中懊忱,益以烧酒浇愁,饥时恒以酒代饭。愚曰:"此证乃脑充血之剧者。其左脉之弦长,懊忱所生之热也。右脉之洪长,积酒所生之热也。二热相并,夹脏腑气血上冲脑部。脑部中之血管若因其冲激过甚而破裂,其人即昏厥不复醒。今幸昏厥片时苏醒,其脑中血管当不至破裂;或其管之血,隔血管渗出;或其血管少有隙,出血少许而复自止。其所出之血著于司知觉之神经,则神昏;著于可运动之神经,则痿废。此证左半身偏枯,当系脑中血管所出之血伤其司左边运动之神经也。医者不知致病之由,竟投以治气虚偏枯之药,而此证此脉岂能受黄芪之升补乎?此所以服药后而头疼益剧也。"遂为疏方。亦约略如前。为其右脉亦洪实,因于方中加生石膏一两。亦用铁锈水煎药。服两剂,头疼痊愈,脉已和平,左手足已能自动。遂改用当归、赭石、生杭芍、玄参、天冬各五钱,生黄芪、乳香、没药各三钱,红花一钱。连服数剂,即扶杖能行矣。方中用红花者,欲以化脑中之瘀血也。为此时脉已和平,头已不疼,可受黄芪之温补,故方中少用三钱,以补助其正气,即借以助归、芍、乳、没以流通血脉,更可调玄参、天冬之寒凉,俾药性凉热适均,而可多服也。

案三

任应秋治陈某,男,50岁。初诊:1973年2月14日。主诉:20天前,睡觉醒来即觉四肢失灵,不能转侧,旋即口角歪斜,说话费劲,发音不清,自觉舌僵,右半侧呈弛缓性瘫痪。经某医院诊断为脑血栓形成,住院半月,疗效不显。嘱服中药治疗,因来求治。诊查:脉弦细而数,舌质红,苔薄少津。胸闷心烦,咽干思饮,小便色深。辨证:阴虚热亢,内风暗动,经脉血滞之候。治法:即疏稀莶至阴汤加减。制稀莶30克,干地黄9克,盐知母12克,当归3克,枸杞子9克,炒赤芍12克,龟甲6克,牛膝6克,甘菊花9克,郁金9克,丹参9克,连翘9克,栀子9克,花粉9克。服上方药三剂后,烦热退,语言清,口角歪斜也有改善。心经之热已退,而经筋中所滞之血热尚未清彻。复于方中去连翘、栀子,加橘络3克,广地龙一钱。连进药7剂,瘫痪康复,手足运动正常。唯舌质尚红,脉仍弦细。阴虚尚待继续滋养,改用六味地黄丸,续服药10剂,完全康复。中风证,乃风、痿、鼓、膈四大病之一,比较难治。从《金匮要略》提出"邪在于络,邪在于经;邪在于腑,邪入于脏"的论点之后,后代医家论中风,无不以中经、中络、中腑、中脏来辨治,至于其证阴阳虚实究竟如何,则少有论及。余结合临床所见,认为阴虚与阳虚实为中风辨证之关键所在。一般来说,中风属于阳虚者,因虚阳不能适应寒冷气候之变化,故常发作于秋冬;属于阴虚者,因阴精亏损不能适应天气之发越,故常发作于春夏。

在辨识阴虚阳虚两大证时,尤当分辨阳虚证有阴盛、有阴不盛者;阴虚证有阳盛、有阳不盛者。阴盛者,症见寒冷,应治以重热;阴不盛者,症见寒燥,应治以温润。阳盛者,症见燥热,应治以凉润;阳不盛者,症见虚燥,应治以温润。大抵治疗阳虚,药取其气,气重在辛;治疗阴虚,药取其味,味重在酸。而总须重佐之以活血。因为阳虚血必凝,不活血无以拨其机;阳虚血必滞,不活血无以通其经。这是治中风最要紧处。

【现代研究】

一、病因病机研究

当代医家普遍认为中风皆由内因所致。张学文等将中风的主要病因概括为4条:情志过激、饮食所伤、劳累过度、气候骤变。提出毒邪致病。李济春宗王清任之说,认为气虚是中风瘫痪的主要病因,元气耗散是中风预后的主要转归。有些学者认为中风发病因于阳虚者也不少见。

邪气亢盛,败坏形体即转化为毒。毒系脏腑功能和气血运行失常使体内的生理或病理产物不能及时排出,蕴积体内过多而生成",并提出"中风后,可产生瘀毒、热毒、痰毒等,毒邪可破坏形体,损伤脑络,包括浮络、孙络和缠络"的中风病病因病机。在此基础上,张允岭认为毒邪是有害于机体、引起机体功能破坏、丧失和/或败坏形质、导致病情恶化加重或呈沉疴状态并难以干预的一类特殊致病因素。毒邪源于内生诸邪,无论痰瘀风火炽盛或诸邪蕴化积累,一旦酿化成毒,仍可体现原有病邪特点,但致病作用远胜于原病邪。内毒具有兼夹性、酷烈性、暴戾性、秽浊性、从化性、损络性、多发性和正损性,是病邪性质由量变到质变的转化节点。

二、证候学与辨证规律研究

(一)症状学研究

中风的临床表现较为复杂。通过大量的临床观察和大宗病例的统计分析,总结出中风多具有神志障碍、半身不遂、偏身麻木、口舌㖞斜、舌强言謇或不语五大主症。并以神志障碍的有无确定中脏腑还是中经络。又把神志障碍根据其轻重程度分为神志恍惚、神志迷蒙、神昏和昏愦4级。

非急性期中风的症状学观察对于辨证规律的总结也有重要意义。周慎等研究表明中风后遗症中医证候与中风主症呈现明显的相关性,提示中风后遗症的辨证要重视主症变化,如阴虚血瘀证与麻木不仁、疼痛呈正相关,与口角㖞斜呈负相关。

(二)证候学研究

1.证候研究现状

辨证论治是当今多数学者治疗中风的方法。如邓铁涛将中风分为肝阳上亢、气虚血瘀、阴亏血瘀等证型。周仲瑛认为可以采用分期、分类、分证的辨证要领,随病期、病证的演变而转法,以期切合临床实用。证候是人体生理病理的整体反应状态,具有内实外虚、动态时空、多维界面的特征。目前概括证候规范研究的困惑,主要是证候的分类不统一,而以象为素,以素为候,以候为证,病证结合,方证相应是辨证方法体系的理论依据。

2.《中风病诊断与疗效评定标准》

证候诊断标准研究历经:①《泰安标准》(简称"一代标准"),提出了中风病名、证类、病期的诊断方案。②《中风病诊断与疗效评定标准》(简称"二代标准"),经临床检验证明,其疗效评价标准较"一代标准"更加客观、科学。③《中风证候辨证标准》,反复的临床验证,推广应用,该"标准"已经体现出应用上的一致性与实用性。

3.中风证候组合、演变规律的现代研究

近年来十分重视对中风证候的研究。一方面做了大量的临床工作,积累了丰富的经验,接纳了其他学科的技术与方法,普遍应用了现代检测手段,具备了联合攻关,取得突破性进展的条件和基础;另一方面,在研究思路和方法上,在文献研究和经验总结的基础上,初步提出了一些新理念、新概念、新方案,目标朝向与国际临床研究的方法和要求接轨。

国家"八五"课题"中风证候学与临床诊断的研究"的要求,对中风始发态时的证候发生、分布、组合规律及急性期证候演变规律进行了系统研究,取得了多项研究成果,主要包括中风证候表现及组合演变,中风基本证候演变规律,中风急性期证候组合形式、组合形态演变和中风急性期病机的阶段性特点几方面。研究分析发现,从证候均值、发生概率、转移概率和死亡情况看,中风急性期病机有两个转折点:一是发病至 3 天的明显变化是风证的均值和发生概率显著下降,由有风证向无风证的转移概率很高,痰、火的均值和发生概率显著升高,证候组合形式更复杂;二是发病第 3 周,死亡率显著下降,火热证从无至有的转移概率明显下降,气虚证从有至无的转移概率明显下降,证候组合开始转向单一化。这些临床观察资料,可以为中风急性期病类的划分提供依据。

三、治则治法研究

(一)治则概述

中风属本虚标实、上盛下虚之证。在急性期虽有本虚,而常以风阳、痰热、腑实、血瘀的"标实"症状较突出;又因风痰浊邪蒙蔽心窍,壅塞清阳之府,是以"上盛"症状较明显。急则治其标,可用平息肝风、清化痰热、活血通络、通腑泄热等法先祛邪。此时邪气亢盛,证候偏实而病程短暂,故治无缓法。至恢复期多由实转虚,重在"本虚""下虚",可见气虚阴虚,以气虚为多。缓则治其本,应扶正培本。因有半身不遂、偏身麻木,即血瘀、痰浊阻络的标实,故治疗方面最宜标本兼顾。

(二)治法研究

当代医家多宗前人之说,依据临床表现辨证论治。如张学文的中风治疗十法、张琪的中风治疗七法、刘志明的治风八法、刘茂浦的中风九法、汪履秋的中风六要,各有千秋。

1.活血化瘀法

从 20 世纪 80 年代至今,活血化瘀法在缺血性中风治疗中占有重要地位。任继学设立破血化瘀,泻热醒神,化痰开窍的治疗总则,主张急性期治则以"通"为用,缘此病为标急本缓、邪实于上之新暴之病,必宜"猛峻之药急去之"邪去则通,阴阳气血得平。张学文把瘀血型中风概括为六大证候论治:①肝热血瘀型,治以清肝化瘀为法,拟清脑通络汤加减;②气虚血瘀型,宜益气活血为宗旨,以通脉舒络液(黄芪、丹参、川芎、赤芍)治疗;③痰瘀闭窍型,治以涤痰开窍、活血化瘀,以蒲金丹治疗;④瘀热腑实型,治以通腑泻热、釜底抽薪,药用生大黄、玄明粉、枳实、丹参、川牛膝、胆南星等;⑤颅脑水瘀证,治以宣通脑窍、活血利水,以脑窍通口服液(丹参、赤芍、红花、茯苓、水蛭、麝香);⑥肾虚血瘀证,治以补肾益髓、活血化瘀,方选桃红四物汤加鹿角胶、鹿衔草、桑寄生、川牛膝等。范玉义自拟活血工号方(主要成分为川芎、水蛭、土鳖虫)治疗缺血性中风 210 例,与应用银杏叶片对照组相比较(两组同时给予复方丹参注射液 20 mL 加入 0.9％氯化钠注射液中静脉滴注),总有效率有显著差异($P<0.05$)。

有学者采用破血行瘀、通经活络法治疗急性出血性中风取得了较好疗效,特别是对出血量<40 mL 属中脏腑证者更明显。杨晖等将 120 例脑出血分为西医对照组、中西医结合对照组、治疗组,中西医结合对照组予西医常规治疗、中医辨证施治,治疗组在中西医结合对照组治疗基础上加入活血化瘀药三七、丹参、桃仁、赤芍,结果显示,治疗组与西医对照组相比有显著性差异($P<0.05$),中西医结合对照组疗效高于西医对照组,低于治疗组,但与其他两组相比无显著差异性($P>0.05$)。

2.通腑法

腑化痰治疗中风,认为一可直折肝气之暴逆,迅速截断血瘀脑络之病理环节;二可推陈出新,使邪有出路;三则急下存阴,釜底抽薪,以防变证。化痰通腑饮治疗缺血性中风痰热腑实证 158 例,总有效率 85.4％。便干便秘、舌苔黄腻、脉弦滑为应用通腑法的三大指征。

3.解毒法

近年来逐渐为人们所重视。原金隆认为风、火、痰、瘀引起中风后,均能化为毒邪,应采取解毒泄热、解毒化痰、解毒祛瘀、解毒通腑、解毒熄风等不同治法。鲍益铭用黄连解毒汤加味治疗脑血管意外45例,总有效率87.2％。刘卫红认为内生毒邪直接影响着中风病急性期的病理变化、预后和转归,解毒通腑是中风病急性期的治疗大法。

总之,辨证论治规范化和治法方药的多样化是目前中风治疗的主要趋势。

四、辨证用药研究

（一）中风治疗用药规律初探

方剂作为辨证论治的最终载体,确能反映出中风病中医治疗的发展情况。古代至民国初年的用药使用率较多的是甘草、人参、当归、防风等。这些药味的功能一是扶正,一是祛邪,主要是依据唐宋以前观点"内虚邪中"形成的。而民国初年以后的病案统计已有几点不同,一是祛痰药使用较多,一是祛风药大为减少。近20年则大量使用了活血化瘀药。有报道称,在中风的急性期治以通腑泻热活血化瘀,缓解期治以滋阴潜阳、益气养血,恢复期治以平调阴阳、疏通气血是近十年用药的最大特点。从"内虚邪中"治以"补益气血、祛风化痰",到"肝风内动"治以"滋阴养血、平肝息风",直至发展到现在的活血化瘀、通腑化痰。目前的中医药治疗中风无论从理论上还是治则上,已与古代有所不同。

（二）新药的开发研制

治疗中风的注射制剂包括如丹参注射液、川芎嗪注射液、脉络宁注射液、葛根素注射液等,以及灯盏花素注射液、山鸡椒注射液、蝮蛇抗栓酶注射液等,大多具活血化瘀的作用。在安宫牛黄丸的基础上研制的清开灵注射液、醒脑静注射液都具有醒脑开窍作用,主要用于中风急性期。还研制出了具有回阳救逆、补气固脱作用的中药注射液,如参附注射液和生脉注射液。总之,注射剂的研制和使用,扩大了中药给药途径,尤其对于中风急性期重症期患者或因昏迷不能口服给药者更为适宜。

中药静脉制剂的使用也应遵循辨证论治的原则,如中风急性期痰热证宜选用清开灵注射液;神昏患者可用醒脑静或清开灵注射液;兼有气阴不足者可用生脉注射液治疗;急性期阳气外脱者可选用参附注射液。

口服制剂方面,近年以来研制较多。如消栓再造丸、偏瘫复原丸、消栓通络片、中风回春片、华佗再造丸、脑血栓片、麝香抗栓丸、灯盏花素片等,主要用于中风痰瘀阻络的半身不遂。而醒脑再造丸、安脑丸、牛黄清脑丸、安宫牛黄丸、至宝丹、苏合香丸、牛黄醒脑丸、清开灵口服液等,多具有醒脑开窍、清热化痰作用,主要用于中风急性期,尤其是中脏腑窍闭神昏者。脑血康口服液、抗卒丸等则为单味水蛭制剂,具有破血化瘀作用,既可用于缺血性中风,又可用于出血性中风。豨莶丸、小活络丹、散风活络丸则多用于中风后遗症。而抗脑衰胶囊则可用于中风痴呆的治疗。

第二节 不 寐

【定义】

不寐是指外邪扰动,或正虚失养,导致神不安舍,临床以经常性不能获得正常睡眠为特征的一种病证。

【范围】

西医学的神经症、更年期综合征、脑震荡后遗症、以及高血压、肝病、甲状腺功能亢进、贫血、脑动脉硬化、慢性中毒、精神分裂症早期患者，以不寐为主要临床表现者，可参照本节辨证论治。

【病因病机】

人的寤寐，由心神控制，而营卫阴阳的正常运行是保证心神调节寤寐的基础。《灵枢·营卫生会》云："阴阳相贯，如环无端……营卫之行不失其常，故昼精而夜瞑"。凡影响营卫气血阴阳的正常运行，使神不安舍，都会成为不寐的病因病机。

一、病因

1.感受外邪

《灵枢·邪客》云："邪气之客人也，或令人目不瞑，不卧出"。外邪中以火热为直接原因较多，其他如阴寒、水湿、风寒等多是形成不寐的间接原因。

2.情志失常

喜怒忧思悲恐惊等情志过极是不寐常见的直接病因，而思虑劳倦是长期不寐的重要原因。

3.饮食不节

暴饮暴食是不寐的原发病因。《素问·逆调论》："阳明者胃脉也……胃不和则卧不安"。有些饮料如酒、咖啡、浓茶也是造成不寐的直接原因，长期嗜食肥甘厚味亦可成为不寐的间接原因。

4.体虚不足

或因禀赋不足，心胆虚怯；或因年老体衰，阴阳亏虚。如明代《证治准绳·杂病·不得卧》云："年高人，阳衰不寐"。

5.久病之人

不寐常继发于各种疾病过程中或疾病之后。病久或因耗伤正气而致体虚不足，或因痰火内扰，致心神失舍而不寐。

二、病机

1.发病

凡因外感火热之邪，或饮浓茶，或大喜大悲大惊大恐等因素直接影响心神者，发病多较急；凡因体虚不足，或他病之后等以内伤为主者，发病一般较缓。

2.病位

本病病位在心，总因心神失舍而成。但与肝（胆）、脾（胃）、肾有关。

3.病性

总属营卫失和，阴阳不交，心神失守，虚多实少之证。因饮食、火热、痰饮所致者为实，但实中有虚；因气血阴阳亏虚，心神失养，或阴虚火扰所致者为虚，但时有虚中夹实。

4.病势

本病为心不藏神，神不安其宅，其病势总是由外向内，由其他脏腑向心主发展。

5.病机转化

本病的根本病机在于外邪侵袭、饮食不节、情志所伤、体虚劳倦等因素所致，造成脏腑功能失调，产生火（实火、虚火）、湿、痰等病邪及气、血、阴阳亏虚，互相联系，相互转化，最终形成邪气扰动心神，或心神失其濡养温煦，致使神不安宅而成为不寐。

不寐病因病机见图 2-2。

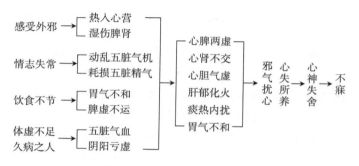

图 2-2　不寐病因病机示意图

【诊断与鉴别诊断】

一、诊断依据

按照 1995 年国家中医药管理局发布的中医药行业标准《中医病证诊断疗效标准》。

1.轻者入寐困难或寐而易醒,醒后不寐,重者彻夜难眠。

2.常伴有头痛,头昏,心悸,健忘,多梦等症。

3.经各系统和实验室检查未发现异常。

二、鉴别诊断

喘息不得卧《伤寒论·辨少阴病脉证并治》曰:"少阴病,得之二三日以上,心中烦,不得卧"中的"不得卧",是指烦躁不眠,辗转反侧的病证。《素问·评热病论》"诸水病者,故不得卧,卧则惊,惊则咳甚也"、《金匮要略·痰饮咳嗽病脉证治》"咳逆倚息不得卧"、《金匮要略·胸痹心痛短气病脉证治》"胸痹不得卧"等虽病不同,亦或出现不寐,但所指的"不得卧",均是因其病出现气息不匀,呼吸困难,不能平卧的症象,与不寐的"不得卧"有别。

【辨证论治】

一、辨证要点

1.辨中心证候

本病的证候特征为经常不能获得正常睡眠,表现为睡眠时间的减少或睡眠质量不高,或不易入睡,或睡眠不实,睡后易醒,醒后不能再睡,或时寐时醒,甚至彻夜不寐。

2.辨虚实

一般病程较短,舌苔腻,脉弦、滑、数者多以实为主;而病程较长,反复发作,舌苔较薄,脉细、沉、弱或数而无力者,多以虚为主。

二、治疗原则

不寐病证有虚实之分及有邪无邪之别,治疗上总以祛邪扶下,补虚泻实,调其阴阳以安心神为大法。虚者宜补其不足,益气养血,滋补肝肾;实者宜泻其有余,疏肝泻热,消导和中,清火化痰。实证日久,气血耗伤,亦可转为虚证。虚实夹杂者,应补泻兼顾为治。

三、分证论治

1.肝郁化火证

症舌脉:心烦不寐,性情急躁易怒,不思饮食,口渴喜饮,目赤口苦,小便黄赤,大便秘结,舌红,苔黄,脉弦而数。

病机分析:本证多因恼怒伤肝,肝失条达,气郁化火,上扰心神,则心烦不寐。肝气犯胃,则不思饮食;肝郁化火,肝火乘胃,胃热则口渴喜饮;肝火偏旺则急躁易怒;火热上扰,故目赤口苦;小便黄赤,大便秘结,舌红,苔黄,脉弦而数,均为热象。

治法:疏肝泻热,佐以安神。

方药运用:

(1)常用方:龙胆泻肝汤加减。药用龙胆草、黄芩、栀子、泽泻、车前子、当归、生地、柴胡、茯神、龙骨、牡蛎、甘草。

方中龙胆草能清肝胆实火而除湿热,以防肝旺克脾,脾虚而生湿热,为本方君药;黄芩、栀子助龙胆草清泻肝火,车前子、泽泻协助龙胆草利水渗湿,使湿热从小便而去,共为臣药,与君药共奏清热除湿之效;木郁达之,火郁发之,气郁化火,故用柴胡达之发之,肝为藏血之脏,火郁须防损伤肝血,故生地、当归以顾护其阴血,肝火扰心,心神不安则以茯神、龙骨、牡蛎以镇心安神,共为佐药;诸药苦难下咽,寒凉害胃,故用甘草调和诸药,为使药。

(2)加减:如胸闷胁胀,善太息者,加郁金、香附之类以疏肝开郁;如大便秘结,二三日不解者,加大黄、芒硝之类通便泻热;如心烦甚者,加朱砂安神丸。

(3)临证参考:本证重点在肝郁化火,肝郁较甚者可与柴胡疏肝散合用。

2.痰热内扰证

症舌脉:不寐心烦,多梦易醒,痰多胸闷,头重目眩,口苦恶食,嗳气吞酸,舌质偏红,舌苔黄腻,脉滑数。

病机分析:本证多因宿食停滞,积湿生痰,因痰生热,痰热上扰,则不寐心烦,多寐易醒。因宿食痰湿壅遏于中,故而胸闷;清阳被蒙,故头重目眩;痰食停滞则气机不畅,胃失和降,故见恶食、嗳气;痰郁化火则见口苦、吞酸;痰盛则见痰多;舌偏红、苔黄腻、脉滑数,均为痰热内扰,宿食内停之征。

治法:清化痰热,宁心安神。

方药运用:

(1)常用方:温胆汤加味。药用黄连、栀子、陈皮、半夏、茯苓、竹茹、枳壳、琥珀粉、丹参、远志、神曲、甘草、大枣。

方中黄连、栀子清热降火,陈皮、半夏、茯苓、竹茹、枳壳理气燥湿化痰除烦,共奏清化痰热除烦之功为主药;辅以琥珀粉宁心安神,丹参养心安神,远志祛痰宁心安神,神曲消食和中;大枣和胃养心,甘草调和诸药,共为使药。

(2)加减:心悸惊惕不安者,加入珍珠母、朱砂之类;痰热较甚者,加黄芩、瓜蒌、胆南星、贝母;若痰热重而大便不通者,加大黄或与礞石滚痰丸并用;若食积重者,加鸡内金、焦山楂等。

(3)临证参考:本证痰热内扰,应以清热化痰为主,一般不选用五味子、酸枣仁、夜交藤之类养心安神药物,因这类药具有酸收敛邪之功,不利于化痰清热。

3.胃气不和证

症舌脉:睡卧不安,胃脘不适,纳呆嗳气,腹胀肠鸣,大便不爽或便秘,苔黄腻,脉沉滑。

病机分析:本证多因饮食痰浊壅滞胃中,妨碍阴阳上下交通,浊气循胃络上逆扰心而致睡卧不安;痰食停滞,中焦气机升降失和,则见胃脘不适,纳呆嗳气,腹胀肠鸣,大便不爽或便秘;苔黄腻、脉沉滑均为痰食停滞之象。

治法:消食导滞,和胃安神。

方药运用:

(1)常用方:保和丸合越鞠丸加减。药用神曲、莱菔子、焦山楂、香附、苍术、陈皮、清半夏、栀子、连翘、茯神木、远志、合欢花、炙甘草。

方中山楂消肉食油腻,神曲消酒食陈腐,莱菔子消谷面之积,共奏消食导滞之功为君药;半夏、陈皮、苍术理气和胃化痰,除湿消痞,香附疏肝理气,调和肝胃,共为臣药;连翘、栀子清热解郁除烦以安神,茯神木、远志、合欢花化痰宁心以安神,共为佐药;炙甘草亦能和中,且调和诸药,是为使药。

(2)加减:食滞较甚者,加焦麦芽、焦谷芽;脘腹胀满者,选加厚朴、枳壳、槟榔;腹胀便秘者,可与调胃承气汤合用,亦可用枳实导滞丸。

(3)临证参考:如积滞已消而胃气未和,仍不能入睡者,用半夏秫米汤以和胃气。本证为食滞痰浊壅塞,治疗重点在消食导滞以决渎壅塞,调和阴阳,故应慎食肥甘厚味以免助邪。因暴饮暴食所致者,应节制饮食,其对治疗尤为重要。

4.心脾两虚证

症舌脉:不易入睡,或多梦易醒,醒后难于入睡,心悸健忘,头晕目眩,肢倦神疲,饮食无味,食少腹胀或便溏,面色少华,舌淡苔白,脉细弱。

病机分析:本证因心脾气血亏虚,心神失养,神不安舍所致,故不易入睡,或多梦易醒,醒后难于入睡;血不养心则心悸健忘;气血亏虚,不能上奉于脑,清阳不升,则头晕目眩;血虚不能上荣于面,故面色少华;脾失健运,则饮食无味,食少腹胀或便溏,血少气虚,故肢倦神疲;舌淡、苔白、脉细弱均为气血两虚之象。

治法:补益心脾,养血安神。

方药运用:

(1)常用方:归脾汤加减。药用炙黄芪、党参、白术、当归身、茯神、远志、酸枣仁、龙眼肉、炙甘草。

本证是由于脾胃虚弱,气血生化乏源,致心脾气血亏虚,心神失养,神不安舍所致,故当益气健脾,补益气血生化之源为治病之本。方中炙黄芪、党参、白术健脾益气,补益后天之本为君药;当归助君药益气生血为臣药;龙眼肉、酸枣仁、茯神、远志养血安神为佐药;炙甘草既能和中,又能调和诸药,为使药。

(2)加减:心悸,倦怠,脉沉细无力,气虚甚者,应重用参、芪;纳呆,便溏,苔厚腻,脾虚有湿者,重用白术加苍术、茯苓燥湿健脾;心悸,头昏,面色少华,此为心血不足,重用黄芪、当归,加阿胶以补血养心。

(3)临证参考:本证重点在补益气血以养心。若气血亏虚较甚者,可与八珍汤、人参养营汤等合用。脾虚健运能力差,运用补益药时不要碍脾,应在处方中佐以少量醒脾运脾药,如归脾汤原方中的木香之类。煎煮方药时宜文火久煎。

5.心肾不交证

症舌脉:心烦不寐,入睡困难,睡梦纷纭,心悸不安,头晕耳鸣,腰膝酸软,潮热盗汗,五心烦热,口舌生疮,或梦遗滑精,月经不调,舌红少苔,脉细数。病机分析:本证因肾阴不足,不能上交于心,心肝火旺,火性炎上,虚热扰神,心神不安则心烦不寐,入睡困难,睡梦纷纭,心悸不安;肾精亏耗,髓海空虚,故头晕耳鸣;腰府失养则腰膝酸软;精关不固则梦遗滑精;精亏血少则月经不调;口舌生疮,五心烦热,潮热盗汗,舌红少苔,脉细数,均为阴虚火旺之象。

治法:滋阴清热,交通心肾。

方药运用:

(1)常用方:天王补心丹合黄连阿胶汤加减。药用生地黄、黄连、阿胶、白芍、天冬、麦冬、玄参、丹参、当归、茯神木、五味子、远志、柏子仁、酸枣仁。

本证是由于水亏火炽,肾水不能上济,心火不能下交,阴阳失调而成,故治当滋阴清热,壮水制火,交通心肾,协调阴阳。方中生地黄滋阴壮水以制火,黄连清心泻火,防心火亢盛而不下交于肾,二药使心肾交通,共为君药;玄参、麦冬、阿胶、白芍、天冬滋阴养血,助君药壮水制火,为臣药;丹参、当归补血活血,使诸药补而不滞,茯神木、五味子、远志、柏子仁、酸枣仁养心以安神,共为佐药。

(2)加减:心火甚者,加连翘、竹叶;便秘口干阴伤较甚者,加知母、何首乌、夜交藤;心烦不寐、彻夜不眠者,加朱砂、磁石、龙骨、牡蛎重镇安神。

(3)临证参考:本病重者水亏火炽,心肾不交,应合交泰丸滋阴清热为重点,佐以养心安神,其引火归元的肉桂用量宜轻,一般3~6g,且该用上肉桂,可以为末冲服。用重镇之朱砂安神,只可暂用,不宜久服。本类方药宜文火久煎。

6.心胆气虚证

症舌脉:虚烦不眠,胆怯易惊,惕惕然不可终日,心悸善太息,或面色不华,胸胁不适,呕恶,舌淡胖,脉细弱。病机分析:本证因心胆气虚,谋虑不决,触事易惊,神魂不安,故虚烦不眠,胆怯易惊,惕惕然不可终日,心悸不适;肝气不舒,则善太息,胸胁不适;肝胃不和则呕恶;舌淡胖,脉细弱,均为气血不足的表现。

治法:益气镇惊,安神定志。

方药运用:

(1)常用方:安神定志丸加减。药用人参、茯苓、茯神木、远志、石菖蒲、酸枣仁、五味子、生龙齿、生牡蛎。

方中人参、茯苓益心胆之气,使心胆气旺,神有所养,魂有所依,共为主药;再辅以茯神木、远志、石菖蒲、酸枣仁、五味子养心安神;生龙齿、生牡蛎镇惊以定志。

(2)加减:心肝血虚,惊悸汗出者,重用人参,加白芍、当归;胆虚不疏土,胸闷善太息,纳呆腹胀,加柴胡、陈皮、吴茱萸、山药、白术。

(3)临证参考:本证为心胆气虚,益气常须健脾,故非气阴两虚者,滋阴之药应慎用,以免腻脾。

四、其他疗法

1.中成药

(1)天王补心丹:每次1丸,每日2次。适用于心阴不足,心肾不交所致不寐。

(2)朱砂安神丸:每次1丸,每日2次,不宜久服。适用于心血不足,心火亢盛,心肾不交所致不寐。

(3)柏子养心丸:每次6g,每日2次。适用于心脾两虚不寐。

2.单验方

(1)酸枣仁15g,炒香,捣为末,每晚临睡前服,温开水或竹叶煎汤调服。

(2)炒酸枣仁10g,麦冬6g,远志3g,水煎后,晚上临睡前顿服。

(3)酸枣树根(连皮)30g,丹参12g,水煎1~2小时,分2次,在午休及晚上临睡前各服1次,每日1剂。

3.针灸

(1)体针:神门、三阴交平补平泻,留针30分钟,每日1次。

(2)耳针:取心、神门、脑、交感、肝、脾、肾、皮质下等,交替使用。

4.按摩

每晚睡前温水泡脚30分钟,揉双侧涌泉穴各36次。

【转归与预后】

不寐病证除部分病程短、病情单纯者治疗收效快外,大多病程较长,病情复杂,治疗难以速效。且病因不除或治疗失当,又易产生变证和坏证,使病情更加复杂,治疗更加困难。心脾两虚证者,如饮食不当或过用滋腻之品,易致脾虚加重,化源不足,气血更虚,食滞内停,往往致虚实错杂,如温燥太过,易致阴虚火旺。心肾不交证,如病因不除或失治易致心肾阴虚,心火更盛,如过用寒凉则易伤阳,致阴阳两虚;亦可因治疗不当,阴损及阳而致阴阳俱损。痰热扰心证者,如病情加重有成狂或癫之势。肝郁化火证治疗不当,病情加重,火热伤津耗气,由实转虚,病程迁延。心胆气虚日久不愈,亦有成癫之虑。

本病证的预后因病情不一,结果有别。但一般无严重不良后果,病情单纯,病程短者多易治愈。而病程长且虚实夹杂者,多难以短期治愈,且与病因是否祛除关系密切。

【护理与调摄】

本病证主因心神失舍所致。护理应注意消除病人顾虑和紧张情绪,劝其解除烦恼,使其树立信心配合治疗。积极帮助患者寻找不寐的相关因素,祛除不良影响,养成豁达、乐观的生活态度。早睡早起,按时作息,睡前宽衣解带,不吸烟,不饮浓茶、咖啡及酒等,不吃零食,养成良好的生活习惯。

【预防与康复】

《内经》云:"恬淡虚无,真气从之,精神内守,病安从来。"因此保持经常性的乐观情绪,心胸开阔,控制情志过激,不作非分之想,对预防不寐有重要意义。另外保持经常性的体育锻炼,做气功或做太极拳、剑,生活规律,劳逸结合,对预防不寐亦十分重要。

本病证患者病程较长,治愈后易复发,所以应注意康复治疗。一般可将原用有效方药制成丸剂,继续服用几周,以巩固疗效。注意祛除或避免原来的病因或诱因,加强意志锻炼,保持心情舒畅,每天应参加适当的体力劳动,加强体育锻炼,增强体质,积极参加怡情养性的文艺活动,有助于调节心神,也可配合气功如香功、静功等,还有太极拳、太极剑等等辅助治疗,促进康复。

【医论提要】

不寐有关内容,首先记载于《内经》,称其为"不得卧"、"目不瞑"。

《内经》认为,其主要病机是"阴虚"所致。《灵枢·大惑论》:"卫气不得入于阴,常留于阳。留于阳则阳气满,阳气满则阳跷盛,不得入于阴则阴气虚,故目不瞑矣"。《灵枢·邪客》:"阴虚故目不瞑"。同时,《内经》认为胃气不和,气血衰少也可导致不寐。《素问·逆调论》:"胃不和则卧不安";《灵枢·营卫生会》:"老者之气血衰,……故昼不精,夜不瞑"。《内经》还认为肝热也可导致不寐。《素问·刺热》:"肝热病者,小便先黄……手足躁,不得安卧"。

东汉张仲景又发展了《内经》有关不寐学说,其在《伤寒论》中论及有因太阳病汗下后致胃中干,而烦躁不得眠,有因汗吐下虚烦不得眠,有邪入少阴,热化伤阴所致的不寐。晋代巢元方在《诸病源候论·卷三·大病后不得眠候》中认为不寐除了营卫不和之外,还有脏腑机能失调,并把虚证失眠分为心热和胆冷。他说:"大病之后,脏腑尚虚,营卫不和,故生于冷热。阴气虚,卫气则独行于阳,不入于阴,故不得眠。若心烦不得眠者,心热也。若但虚烦而不得眠者,胆冷也"。明代戴元礼《证治要诀·不寐》中认为:"不寐有二种,有病后虚弱及年高阳衰不寐,有痰在胆经,神不归舍,亦令不寐"。许叔微认为肝有邪也可导致不寐,他在《普济本事方·卷一》中说:"今肝有邪,魂不得归,是以卧则魂扬若离体也。"明代张景岳在《景岳全书·杂证谟·不寐》中对不寐病因病机进行了总结:"不寐证,虽病不一,然惟知邪正二字则尽之矣。……其所以不安者,一由邪气之扰,一由营气之不足耳。有邪者多实证,无邪者多虚证,凡如伤寒伤风疟疾之不寐者,此皆外邪深入之扰也。如痰如火,如寒气水气,如饮食忿怒之不寐者,此皆内邪滞逆之扰也。舍此之外,则凡思虑劳倦惊恐忧疑,及别无所累,而常多不寐者,总属真阴精血不足,阴阳不交,而神有不安其室耳"。

对于不寐的治疗,《内经》已提出阴虚不眠用"半夏汤"进行治疗,张仲景提出了用黄连阿胶汤治疗阴虚火旺的不寐,用酸枣仁汤治疗虚劳所致的虚烦"不得眠"。唐代孙思邈在《千金翼方·卷一》中提出了用丹砂、琥珀等重镇安神药和温胆汤治疗"大病后虚烦不眠"。《圣济总录》中提出了用附子、人参、黄芪治疗胆寒不寐。明代李中梓《医宗必读·不得卧》中认为"……不寐之故大约有五：一曰气虚，六君子汤加酸枣仁、黄芪；一曰阴虚，血少心烦，酸枣仁一两，生地黄五钱，米二合，煮粥食之；一曰痰滞，温胆汤加南星、酸枣仁、雄黄末；一曰水停，轻者六君子汤加菖蒲、远志、苍术，重者控涎丹；一曰胃不和，橘红、甘草、石斛、茯苓、半夏、神曲、山楂之类"。张景岳认为，劳倦伤脾，中气不足，清阳不升者，用补中益气汤；七情内伤，或惊恐伤肾胆者，用五福饮或七福饮。清代程钟龄在《医学心悟·不得卧》中认为，食积引起的不卧者宜用保和丸，惊恐而不安者宜用安神定志丸。张璐《张氏医通》中认为，对于水停心下不得眠者，用茯苓甘草汤；烦不得卧，诸药不效者，用栀子豉汤下朱砂安神丸。《杂病源流犀烛·不寐多寐》认为，对于真阴亏损，水亏火旺的失眠，用六味地黄丸加知柏；肝虚惊悸不寐者，宜四君子汤加白芍、枣仁。至此，失眠的辨证论治已比较丰富和完善。

【医案选粹】

案一

闻子将尊堂，丙午冬月，心忽然如散而沉下，便不得睡，凡三月矣。召诊，独左关弱，不能应指。予以为肝虚须补其母，当立春始安。用熟地为君，茯苓、枣仁、当归、人参、防风、远志佐之，服二十帖，至期而愈。子将问："心散不寐，似属心经，何反以肝肾药见效而立春日始应？请为分疏。"予曰："此得之脉也，经曰：肝不足则恐。恐则气下，虽情志无恐惧，而气象似之。据脉按证，肝虚无疑矣。因肝不足，先其令而疾作，补母生肝，待时而元气即服。岂得以心散便属心经？是非心散也，乃心现身中气散之象耳"。

按：因肝肾阴虚，虚火上扰心神，而致失眠多梦者，临床并不罕见。此证辨识关键在于"脉"，不仅根据"左关独弱"断定其为肝肾阴虚，还预言其当于立春日愈。其治则"补母生肝"一法，正与李中梓所言"东方之木，无虚不可补。补肾即所以补肝也"之理同。可见临床辨脉，不可不慎。肝肾同源，不可不察。

案二

阳不交阴，夜不成寐，饮食日减，脉来弦数，暂用半夏泻心法。

法半夏五钱 川连五分 茯神二钱 枣仁三钱 麦冬三钱 广皮五钱 石决明一两 甘草四分 鲜竹茹四分

案三

一陈姓女，38岁，患顽固失眠二年余，每夜只睡3～4小时，经常头昏，面色萎黄。缘由气恼，情志不遂，脘腑不舒，偶有呃逆。试投山西名医刘绍武先生，自拟"调胃汤"加牡蛎二料而获奇效。刘氏调胃汤，以小柴胡汤为基础，加陈皮、白芍、川军。

【现代研究】

一、病因病机研究

等认为不寐病位在心，涉及肝脾肾，由血虚到阴虚，由肝郁到肝火，既存在营卫失和、阴阳失调，又出现升降失常、心肾失交后导致经络失通、心神失养，病机关键为阳不入阴。滕晶等指出情志内伤是不寐的主要病因，心神不安是失眠的重要病机，其病源在肝，心为传变之所。卞建峰从痰瘀论治顽固性不寐，指出临床很多久治不愈的失眠患者，其病因总与营卫气血运行失常、痰瘀内生相关。

二、证候学与辨证规律

研究102例失眠症患者，进行了中医证型分析，提示肝郁化火型占19.6%，痰热内扰型占5.9%，阴虚火旺型占22.5%，心脾两虚型占37.3%，心虚胆怯型占14.7%，其中实证占25.5%，虚证占74.5%。认为临床上失眠多虚实夹杂，而以偏于虚证者最为多见。司富春探讨了不寐中医辨证论治规律，发现痰火扰神、心脾气血两虚、肝郁气滞、阴虚火旺、肝火炽盛和心肾不交为常见证型，脏腑病位以心和肝为主，与脾、肾、胃、胆相关，既有气血阴阳正气的不足，又有痰浊、气滞、火热、血瘀、食滞等实邪阻滞。提示应从多方面对失眠进行辨证,尤其要注意心肝并重、虚实并重,为目前不寐的辨证论治提供了参考依据。

三、治则治法

等以"从肝论治"为治疗原则,采用平肝活血安神为基本方法。李景认为不寐从脾胃论治,临床治疗当先分虚实:食滞痰浊,胃腑不和者以化痰消食为法;心脾两虚者,以补益心脾,补气养血为治疗大法。

四、辨证用药

1.辨证论治

采用辨证论治的方法治疗顽固性失眠 55 例疗效满意。肝郁化火证,治宜疏肝泻热,佐以安神,方药以龙胆泻肝汤加味治疗;痰热内扰证,治宜化痰清热、和中安神,方药以温胆汤加味治疗;阴虚火旺证,治宜滋阴降火、养心安神,方药用黄连阿胶汤;心脾两虚证,治宜补养心脾、益气生血,方用归脾汤;心胆气虚证,治宜益气镇惊、安神定志,方药用安神定志丸合酸枣仁汤。

2.专方专药

应用酸枣仁汤加味治疗失眠 80 例(酸枣仁 20g,川芎 10g,茯苓 15g,甘草 6g,知母 10g,丹参 15g,五味子 6g),结果痊愈 24 例,显效 26 例,有效 27 例,无效 3 例,总有效率为 96.25%。

第三节　痴　呆

【定义】

本节主要讨论老年期痴呆,是指在衰老过程中因肾精亏虚、髓减脑消,或痰瘀阻窍、毒损脑络所致神机失用而出现的一类以呆、傻、愚、笨为主要临床特点的疾病。本病病程较长,早期轻度认知障碍阶段不易被发觉,多呈波动性或阶梯样发展加重。

【范围】

西医学中的阿尔茨海默病(AD)、血管性痴呆(VaD)为老年期痴呆的主要类型,其他早老性痴呆,以及感染性疾病、中毒性疾病、外伤性疾病和精神病后期出现痴呆表现者,在不伴有意识障碍情况下,均可参照本节辨证论治。

【病因病机】

一、病因

1.年老精气虚衰

年老体衰,肝肾精血日亏,久病气血不调或脾胃功能减退,气血生化乏源,脾肾不足,髓海空虚,脑神失养而致痴呆。或由于脏腑功能失调,气血津液运化失常,气血瘀滞,痰浊内阻,蒙闭清窍,亦可发为痴呆。

2.中风或他病

中风后或癫病、痫病反复发作,由于脑络为风痰瘀血痹阻,气血津液难以上输,或正气大虚,清窍失养,脑髓消减,神机失用,亦可发为痴呆。

3.感受疫疠毒邪

暑湿、湿温、湿热疫毒之邪袭人,毒热痰瘀内陷心包,经治疗后热退阴伤,痰毒瘀滞包络脑窍,灵机失用,发为痴呆。

4.外伤与中毒

头部外伤,血脉瘀阻,清窍失养,及中毒后痰瘀阻滞,血行不畅,痰浊瘀血壅塞脑络,清窍失养,灵机失用而发为痴呆。

5.情志失调

若郁怒愤恚隐含不泄;或久思积虑;或多疑善猜;或惊恐志意怯懦,气机郁结,久必风痰瘀血阻于脑络,或兼肾精亏耗,脑髓不足,发为痴呆。

二、病机

1.发病

本病的发病急缓有别。因于头部外伤、感受疫疠毒邪及中毒、中风所致者,可在遭受伤害后,较快出现痴呆;因于年高体衰,精气亏虚,或久生他病、情志失调所致者,发病较缓。

2.病位

病位在脑,与心、肝、脾、肾密切相关。

3.病性

病性为本虚标实,虚实夹杂。虚者多为肝肾精亏,脾肾俱虚,髓海不足;实者以痰浊、瘀血、气滞为主,蕴积日久则酿化成毒,毒损脑络。

4.病势

一般多较徐缓,渐进加重,病程较长。因于中风所致者,病情活动变化,可呈阶梯样进展,根据病情可将痴呆分为平台期、波动期和下滑期。因于年高体衰,病情缓慢进展,终致髓海空虚,呆傻而废。

5.病机转化

初期常由肝肾阴亏,脾肾不足,心肾不交,精气亏虚,髓海失充,或兼风火痰瘀郁所致,若调摄不适,或失治误治,进一步可出现因虚致实,而邪盛壅积,蕴化浊毒,又更耗伤气血阴精,出现虚虚实实、虚实夹杂之变,进而导致心肝脾肾功能俱损,阴阳气血失调,痰瘀浊毒壅塞脑络,脑髓消减之势更甚,终可致五脏形神俱损,气衰魄离,髓海空虚,神机失用而为难治之候。

痴呆病因病机见图 2-3。

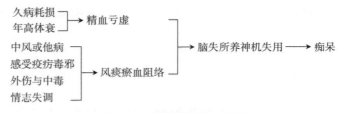

图 2-3　痴呆病因病机示意图

【诊断与鉴别诊断】

一、诊断依据

参照 1990 年中国中医药学会老年医学会和内科学会在全国老年痴呆专题学术研讨会上讨论和修订的《老年呆病的诊断、辨证分型及疗效评定标准》。

1.主症

①记忆:记忆近事及远事的能力减弱。

②判定:认知人物、物品、时间、地点等的能力减退。

③计算:计算数字、倒述数字的能力减退。

④识别：识别空间位置和结构的能力减退。

⑤语言：理解别人语言和有条理地回答问题的能力障碍；文化程度较高者阅读、书写能力障碍。

⑥个性：性情孤僻，表情淡漠，语言罗嗦重复，自私狭隘，顽固固执，或无理由的欣快，易于激动或暴怒，或拾破烂视珍品等。

⑦思维：抽象思维能力下降，例如不能解释谚语，不能区别词语的相同点和不同点，不能给事物下定义等。

⑧人格：性格特征改变，道德伦理缺乏，不知羞耻。

⑨年龄：60岁以上，亦可在50～59岁之间。

⑩病程：起病隐袭，渐进加重，病程较长。

上述前8项中有记忆、判定、计算和另5项中的1项者，在6个月内功能有明显减退或明显缺损者，参考年龄、病程即可诊断。在诊断检查时应排除患者的意识障碍和注意力不集中情况。可以结合神经心理学检测，存在智能障碍及社会生活能力减退；脑电图及头颅CT、MRI等影像学及相应辅助检查确定有关疾病存在，作为诊断参考依据。

2.或有证近6个月内性格脾气有明显改变者，或有眩晕、消渴、真心痛、胸痹、小中风、中风等病史者。

二、鉴别诊断

1.健忘

健忘是以记忆力减退、遇事善忘为主症，患者神识如常，明晓事理，告知可晓其事，且不伴其他智能因素减退。而痴呆轻者以遇事善忘为主症，但多同时可见神情呆滞，反应迟钝，不明事理，告之不晓其事，且伴有计算力、定向力等智能减退。

2.郁证

两者均有记忆力的下降。郁证是以心情抑郁，情绪不宁，胸闷太息，胁肋胀痛或咽中如有异物，咽之不下，吐之不出等为主症，重者可见神情淡漠、反应迟钝，但无智能障碍，会随着郁病的恢复而减轻，多见于中青年女性。痴呆初期常伴有抑郁的表现，和郁证有相似之处，但是痴呆以智力障碍为主，常伴有情志障碍，多见于老年人。

3.癫病

两者皆可表现为情志障碍或性格异常。癫病以精神抑郁、情感淡漠、呆愣少语或喃喃自语、静而少动、妄见妄闻、哭笑无常等为主症，常由所求不得、过思不解、肝气不舒而致病，多见于青壮年。痴呆则以呆傻愚笨等智力障碍为主症，见于老年人。

【辨证论治】

一、辨证要点

1.辨病位

痴呆病位在脑，与心肾肝脾密切相关，其中与肾的关系尤为密切。临床常累及多个脏腑。病位不同，其证候特征各异，当根据主症及兼次症辨明病位。

2.辨病性及虚实缓急

本虚是痴呆发病的内在因素，以肾之精气阴阳、肝阴、脾阳之虚衰为主，标实是导致病情波动下滑加重的重要因素，以痰、瘀、火、郁、毒为主，除见智能减退外，还可见痰浊、瘀血、风火、气郁、浊毒等诸实邪引起的相应证候。虚实常互相夹杂，在不同发展阶段又各有偏重。

二、治疗原则

当根据标本之缓急轻重，予以祛邪通络降浊，或补肾精气血，或通络降浊、补虚扶正并用之治。

治疗时应把握通降祛浊不伤正,滋补养正不致邪壅。

三、分证论治

1.髓海不足证

症舌脉:智能减退,头晕耳鸣,懈惰思卧,齿枯发焦,腰酸腿软,步行艰难,舌瘦色淡,苔白,脉沉细弱;或仅有遇事多忘,近记忆力减退,舌脉兼症无异者。

病机分析:脑为元神之府,灵机记性皆出于脑。脑为髓海,肾主骨生髓而上通于脑,若年老体衰,肾元精血不足、亏乏耗损,则髓海失养,神机失用,记性皆失而为痴呆;齿枯发焦,腰酸腿软,步行艰难,皆为肾精不足,不能主骨生髓固齿荣发之征;舌脉亦为肾精气虚之象。

治法:补肾填精,益髓增智。

方药运用:

(1)常用方:补肾益髓汤加减。药用熟地、山萸肉、紫河车、龟甲胶、续断、骨碎补、补骨脂、远志、菖蒲。

方中熟地、山萸肉甘微温补益肝肾之阴精,用以为君;伍以紫河车、龟甲胶血肉有情之品补益肝肾精血,补骨脂补肾助阳,续断、骨碎补补益肝肾,强骨益髓,活血通脉,上药共用为臣;远志益心气,助心阳,可使肾气上济于心,功擅安神益智,菖蒲有开心窍、增智慧之功,两药合用,共起涤痰开窍、益智醒神之效,共用为佐。方中诸药以补肾填精益髓为主,但补中有通,补而不滞,且补阴剂中伍以助阳之品,有阳中求阴之义,全方共奏补肾填精,益髓增智之功。

(2)加减:若兼言行不经,心烦溲赤者,可于上方减熟地、紫河车,加丹参、莲子心、知母、黄柏等;若舌红,苔黄腻者,宜减熟地、紫河车、龟甲胶、山药等,加黄芩、瓜蒌、胆南星等。

(3)临证参考:此证多见于高龄老年患者或老年呆病中晚期,但病情可在一定时期仍保持相对平稳,在辨证用药基础上,可加重血肉有情之品,除紫河车外,还可加用海龙、海马、阿胶、鹿角胶等补益亏损之精血。但也应注意寒热偏重,不可过于滋补,以防有碍脾胃、酿生痰浊、或化火生风而加重病情。本证型虚可受补者效佳。

2.肝肾亏虚证

症舌脉:神情呆滞,反应迟钝,静默寡言,记忆力减退,理解、计算力差,头晕目眩或耳鸣,或肢麻、举动不灵,腰膝酸软,舌质黯红,苔薄白或少苔,或舌体瘦小,脉沉细弱或脉沉细弦。

病机分析:年高体衰,肝肾阴精渐亏,或长期精神抑郁或性情暴躁,郁火暗耗肝阴,肝肾阴精渐损,或邪气久羁,劫伤肝肾之阴,肝肾阴精亏虚,不能上通于髓海,荣于脑窍,则灵机、记性渐失;阴精亏虚,水不涵木,则阳亢易化风上扰清窍致头晕目眩,耳鸣;肝主筋脉,腰为肾府,精血亏乏不能荣润,则腰膝酸软;若阳亢化风,风夹痰瘀痹阻经脉,则见肢麻、举动不灵,风痰瘀血阻于脑络,可使记忆力、理解力等智能减退加重;舌体瘦小,舌红少苔,脉沉细为肝肾阴精亏虚之征。

治法:补益肝肾,佐以潜阳息风。

方药运用:

(1)常用方:左归饮加减。药用何首乌、山萸肉、枸杞子、山药、牛膝、天麻、钩藤、赤芍、白芍、郁金。

方中何首乌性温,苦甘微涩,入肝肾二经,有补益精血,强脑髓之功,山萸肉甘温,亦为补益肝肾精血之佳品,上药共用为君;枸杞子甘平入肝肾经,功专滋肾补肝明目,山药入脾肾肝经,既可填精益髓,又可健脾益阴,有补土生金,金助水生之义,牛膝可补益肝肾精血,又可活血通络,引瘀浊下行,三者共用为臣,助君药滋水涵木之功;天麻、钩藤平肝潜阳息风,赤白芍、郁金有养血和血通络及理血中气滞之功,共用为佐药。上药同用,滋水益髓兼以潜阳息风,并柔肝理气以防郁火伤阴,有防其未病,既病防变之意,务使水滋木涵,精髓得养以收功。

(2)加减:夜眠梦多或失眠者,加珍珠母、生龙齿;肢麻或举动不灵者,加丹参、鸡血藤;眩晕头痛,肢麻或肢体强痉者,加珍珠母、生龙牡、龟甲等;心烦不寐,手足心热,舌红少苔者,加远志、酸枣仁、柏子仁、五味子、麦冬、菖蒲;若兼见急躁易怒,心烦失眠,胸脘满闷,痰多色黄,口苦纳呆,苔黄腻者,宜去山萸肉、山药、赤白芍,加黄芩、瓜蒌、胆南星、菖蒲、柴胡;阴虚明显者,加玄参、麦冬、五味子;注意力不集中伴心悸易惊者,加百合、远志。

(3)临证参考:此证多见于发病早期或痴呆前轻度认知障碍阶段,多数患者未给予重视或积极治疗。也可见于病情波动期,多兼见痰瘀,病情明显不稳。

据临床表现又可细辨为肝之阴血不足为主及肾精不足为主两型。治疗亦有以六味、杞菊地黄丸加减及以左归饮加减之不同。也可选用具有益智养肝,活血化浊作用的复方苁蓉益智胶囊,多用于脑血管病后出现的智能减退,思维迟滞,善忘记差,以及老年期血管性痴呆治疗。同时,肝肾阴亏易致阳亢火旺,临床上可见心肝虚火旺盛及心肝火盛两种,当据舌脉症(注意大小便)辨之。虚火治以知母、黄柏、丹皮、生地、黄连、鸡子黄等;而实火则以黄连解毒汤加减,必须注意此所谓心肝实火亦为本虚患者之标实表现,服药宜中病即止,勿过用伤正。此外,阴虚阳亢,水不涵木常有阴虚风动之势,故在滋养同时,常须酌加潜镇、息风之品,如天麻、钩藤、石决明、生龙骨、生牡蛎、川牛膝之类。

3.脾肾不足证

症舌脉:表情呆滞,沉默缄言,记忆力减退,失认失算,口齿含糊,伴腰膝酸软,肌肉萎缩,倦怠流涎,四肢欠温,纳呆乏力,腹胀便溏,舌淡体胖,苔白或白滑,脉沉细弱,双尺尤甚。

病机分析:久病体弱,气血不调,后天脾胃功能衰减,不能化精微生气血,不能充养先天之本致使肾之精气渐亏损,进而脑髓失荣,清窍失养,元神失用,灵机记性衰减,故症见表情呆滞,沉默缄言,记忆减退,失认失算,口齿含糊;肾之精气亏虚不能温脾阳,助脾运,脾之气虚阳微,运化水谷之力衰减,气化温煦四肢百骸不力,则见纳呆乏力,倦怠流涎,四肢欠温,腹胀便溏;肾主骨,腰为肾之府,脾主肌肉,脾肾不足不能强腰膝、健肌肉,则见腰膝酸软,肌肉萎缩;舌淡体胖,苔白滑,脉沉细弱,双尺尤甚,均为脾肾不足,气弱阳微之征。

治法:补益脾肾,生精益智。

方药运用:

(1)常用方:还少丹加减。药用熟地、枸杞子、肉苁蓉、巴戟天、杜仲、牛膝、益智仁、山药、远志、菖蒲。

方中熟地、枸杞子甘微温,甘平,功擅补肾填髓益精增智,用以为君;肉苁蓉、巴戟天助命火补肾气而不燥,且可益肝肾之精血,与杜仲、牛膝同用补肾益肝,强腰膝壮筋骨力强,共用为臣,益智仁与山药同用有补脾肾,摄津液,助阳益气,收涩固津之功,远志、菖蒲交通心肾,化痰开窍,共用为佐。诸药合用,补脾益肾,温而不燥,滋阴填精补髓而不腻脾碍胃,补不呆滞,温运之中有开有合,务使浊痰祛而津液精微留。实为双补脾肾,益精增智,延缓衰老之良方。

(2)加减:食少纳呆,苔腻者,可减熟地用量,加炒白术、炒薏苡仁、陈皮;若肌肉萎缩,气短乏力较甚者,可加紫河车、阿胶、续断、首乌、生黄芪等;若纳呆食少,脘痞少苔者,可减肉苁蓉、巴戟天、益智仁用量,加天花粉、玉竹、石斛、生谷芽、生麦芽;若四肢不温,腹痛喜按,鸡鸣泄泻者,加干姜、伏龙肝、肉豆蔻等;若头沉如裹,时吐痰涎,头晕时作,舌苔腻者,可减熟地、山药,加天麻、半夏、白术、泽泻、党参、陈皮。

(3)临证参考:此证既可见于发病早期,也可见于病情波动期,多兼见痰瘀,病情明显不稳。常以气弱阳微或有湿痰浊邪蒙窍内阻为特征,临床用药在补益脾肾同时常酌情加用温阳助运,化湿利水之品。如以脾肾阳虚为主者,可选金匮肾气丸加减,并酌情加入干姜、黄芪、伏龙肝、白豆蔻、砂仁或与五苓散合方加减。此外配伍用藿香、佩兰、石菖蒲等芳香化湿、醒脑开窍常可收到满意效果。必须注意,本证虽以阳虚气弱为主,但气弱阳微输布水津之职失健,水津不能四布,而反停为湿浊痰饮,故阴津亦显不足,因而温燥之品中病即止,勿过用伤阴耗正。

4.心肝火盛证

症舌脉:神情恍惚,记忆、判断错乱,急躁易怒,焦虑不安,心烦不寐,伴眩晕头痛,面红目赤,咽干舌燥,尿赤便干,舌红苔黄,脉弦数。

病机分析:年老之人肾阴亏虚,一方面肾水不能上奉于心,心火独旺,神明被扰,表现为神情恍惚,记忆错乱,心烦不寐;另一方面水不涵木,肝失调达,气郁化火,表现为急躁易怒,焦虑不安,眩晕头痛;火性炎上,故面红目赤;热灼津伤,故咽干舌燥,尿赤便干;舌红苔黄脉弦数亦为心肝火盛之征。

治法:清热泻火,安神定志。

方药运用:

(1)常用方:黄连解毒汤加减。药用黄连、黄芩、黄柏、栀子、大黄、生地黄、夏枯草、醋柴胡、酸枣仁、合欢皮、石菖蒲、远志。

方中以大苦大寒之黄连清泻心火,为君药;黄芩苦寒清肺热泻上焦之火为臣药;黄柏苦寒泻下焦之火为佐药,栀子苦寒通泄三焦之火导热下行为佐使药;其余药物共促清热泻火,安神定志之功。

(2)加减:偏心火旺可用牛黄清心丸加减;偏肝火旺者可用龙胆泻肝汤加减。头痛者可加川芎、赤芍以祛风活血、清热凉血;眩晕者可加天麻、钩藤以平肝熄风。

(3)临证参考:此证多因情绪波动或感冒、感染以及小中风为诱因,在近期内出现原有症状时有加重,病情明显不稳定,呈波动状态,甚或呈急性下滑趋势,多因痰瘀内蕴,化火生风,诸邪壅滞,蕴积体内日久而成毒,直接败坏脑络脑髓,导致痴呆加重,病情下滑。此证常是本虚患者的标实表现,周期较短,而苦寒之品的应用以驱邪为目的,属权宜之计,及病即可,不宜久服,以防伤阴。

5.痰瘀阻窍证

症舌脉:表情呆钝,智力低减,或哭笑无常,喃喃自语或终日无语,呆若木鸡,伴有不思饮食,倦怠嗜卧,脘腹胀痛或痞满,口多涎沫,头重如裹或头痛如刺,肌肤甲错,双目晦黯,肢体麻木,舌质黯紫有瘀斑(点),苔白腻,脉细滑或细涩。

病机分析:肝郁脾虚,气滞气虚而血瘀,气郁气虚又可生痰涎,血瘀则气壅,气壅复聚液成痰,痰瘀郁结留为邪气,痹壅于五脏,影响心神则哭笑无常,喃喃自语或终日无语,呆若木鸡;痰浊中阻,气机不畅,清阳不升,浊阴不降,脾胃受纳运化失常则见头重如裹,口多涎沫,倦怠嗜卧,脘腹胀痛或痞满,不思饮食;气血运行不畅,肌肤失养则肌肤甲错;瘀血阻于脉络,则头痛如刺或肢体麻木不遂;舌质黯紫有瘀斑(点),苔白腻,脉细滑或细涩亦为痰瘀内阻之征。

治法:健脾化痰,活血开窍。

运用:

(1)常用方:指迷汤合通窍活血汤加减。药用党参、生白术、清半夏、陈皮、白豆蔻、赤芍、川芎、桃仁、红花、当归、胆南星、石菖蒲、炒枳壳、生姜、老葱。

方中以甘温之党参、白术培补中气,健脾化湿,共用为君;半夏、陈皮、白豆蔻理气祛痰,化湿畅中,赤芍、川芎、桃仁、红花、当归可活血祛瘀,通达脉络,共用为臣;胆南星清热涤痰开窍,石菖蒲宣窍祛痰,二者与半夏、陈皮、豆蔻共用祛痰降浊宣窍力胜,可使痰浊中阻、蒙窍诸症减除,且胆南星性寒可佐制半夏、豆蔻之温燥太过,炒枳壳与陈皮均可理气消胀助运,与君臣相伍增强补中助运、健脾气、化湿浊之功,上药共用为佐药。诸药相伍,健脾胃,化痰浊,活血瘀,浊散窍清,脑髓得养。

(2)加减:体丰腹胀,口多痰涎者,可加厚朴、川贝母;健忘失眠者,加远志、枣仁;脾虚明显者,重用党参,并加黄芪、茯苓、山药、麦芽等;若伴肝郁化火,灼伤肝血心液,症见心烦躁动,言语颠倒,歌笑不休,甚至反喜污秽,或喜食炭,宜用转呆丸加味;若口苦口臭,便干烦躁者,加生大黄、瓜蒌等;若四肢不温,口中流涎,舌淡紫胖,苔腻或滑者,可于补阳还五汤中加益智仁、补骨脂、山药;若瘀血内阻较著,症见肢麻,面色晦黯,舌黯紫或有瘀斑者,加桑枝、乌蛇、豨莶草等。

(3)临证参考:痰瘀等标实因素,既是脏腑功能失调产物,又可作为痴呆致病的基础。应该说气血失调,肝脾肾虚损等本虚因素,决定了病情的轻重程度。而痰瘀等因素蓄积蕴化,胶结难解,日久变生浊毒,是导致痴呆波动下滑,病情加重的重要原因。因此治疗时应注意扶正、化痰、活血乃至解毒并用。

四、其他疗法

1.中成药

(1)复方苁蓉益智胶囊:每服 4 粒,每日 3 次。益智养肝,活血化浊。健脑增智。用于脑血管病后出现的智能减退,思维迟滞,善忘记差,言语紊乱,兼有腰膝酸软,头晕耳鸣,目涩咽干,少寐多梦等肝肾亏虚,痰浊瘀血,闭阻脑络的老年期血管性痴呆。

(2)安神补脑液:每次 1 支,每日 2 次。健脑安神,生精补髓,益气养血。用于肾精心血不足之健忘、失眠等症。

(3)天王补心丸:水蜜丸每次 1 丸,小蜜丸每次 9g,大蜜丸每次 1 丸,浓缩丸每次 8 丸,每日 2次。滋阴养血,补心安神。用于心阴不足,心悸健忘,失眠多梦,大便干燥。

(4)六味地黄丸:水蜜丸每次 6g,小蜜丸每次 9g,大蜜丸每次 1 丸,每日 2 次。滋阴补肾,用于肾阴亏损,头晕耳鸣,腰膝酸软,骨蒸潮热,盗汗遗精,消渴。

(5)清开灵注射液:40 mL 加入 0.9％氯化钠注射液 250 mL 中静脉滴注,每日 1 次,7～14 天为一疗程。清热解毒,化痰通络,醒神开窍。适用于血管性痴呆属心肝火盛、痰浊阻窍、气滞血瘀等实证者。

(6)银杏叶片:每次 2 片,每日 3 次。或银杏叶胶囊每次 1 粒,每日 3 次。或银杏叶口服液每次10 mL,每日 3 次。活血化瘀,通脉舒络。用于脑血管病及血管性痴呆的防治。

2.食疗方

(1)核桃芝麻莲子粥:核桃仁 30g,黑芝麻 30g,莲子 15g,大米适量,加水煮粥服食。适用于髓海不足。

(2)小麦大枣粥:小麦 100g(浸软压片),大枣 10 枚,加适量水,共煮粥食。用于气血虚弱者。

(3)山药核桃粥:山药 100g,核桃 30g,大米适量,加水煮粥服食。用于脾肾不足者。

(4)鳖鱼骨髓汤:鳖 1 只,猪脊髓 150g,调料适量。将鳖宰杀洗净,与猪脊髓放入锅内,入调料,加适量清水煮至肉烂熟为止,吃肉饮汤。

(5)猪脑炖怀杞:猪脑 1 个,怀山药 15g,枸杞子 10g,加适量水炖熟服食。

(6)羊肉炖栗枸:羊肉 90g,枸杞子 15g,栗子 15g,调料适量,将羊肉洗净切块,与其他一起炖熟服食。

(7)鹌鹑蛋炖核桃枸杞子:鹌鹑蛋 5 个,核桃肉 15g,枸杞子 10g,将鹌鹑蛋用文火煮熟去壳,再一起炖熟服食。

(8)女贞子煎:女贞子 15g,黑芝麻、草决明、枸杞子各 10g,水煎服,每日 1 剂。用于肝肾阴虚者。

（9）增智益肾糕：核桃仁 30g，莲子肉 20g，黑芝麻、枸杞子各 10g，玉米、山药粉各 200g，加红糖适量做糕。用于脾肾俱虚者。

3.针灸

适用于老年期痴呆患者

①百会、强间、脑户、水沟、神门、通里、三阴交，针刺并留针 20 分钟。

②神庭，百会、风池、神门、丰隆、太冲、太溪、足三里、三阴交，针刺并留针 20 分钟。

4.穴位注射

（1）以哑门、肝俞、肾俞为主，注射乙酰谷胺，每穴 0.5 mL。

（2）以大椎、风池、足三里为主，注射乙酰谷胺，每穴 0.5 mL。

（3）两组穴位交替使用，治 15 次为 1 疗程。

【转归与预后】

一般情况，血管性、中毒性、外伤性痴呆患者经积极和良好护理，病情可有不同程度的改善，智能可有部分恢复之可能。老年性痴呆患者治疗及时，症状可有不同程度减轻，但不能阻止其进展。由精神因素诱发者，经暗示、劝导等恰当心理并配合药物疗法，效果较好，一般均可恢复如初。

【护理与调摄】

在生活方面，应力求在保证患者正常饮食起居及个人安全的前提下，帮助其发挥和利用所存留的生活能力，防止其各种能力的进一步退化和丧失。有肢体功能障碍者，应加强患肢护理，防止外伤及骨折。有吞咽功能障碍者，应小心喂食，防止误吸。对卧床的痴呆患者，要注意防止褥疮及风温肺热、淋证的发生。对有性情、人格改变的患者，应注意防止其自伤、伤人、毁物及走失等意外事故。

在精神心理方面，首先要尊重患者的独立人格。鼓励参与社会活动，关心关注周围的人和事。对患者所做的努力，及时予以肯定和赞扬，增强患者生活的信心和兴趣。劝导患者调养情志，喜怒有节，避免情志内伤，保养肝肾精气。

【预防与康复】

一、预防

注意适当锻炼身体，起居有时，合理膳食，心境平和及多参加社会活动，预防消渴、胸痹及中风等疾患，进而避免由上述疾患所致痴呆。同时应预防各种传染病和外伤、中毒等，积极治疗各种慢性疾病。

二、康复

对老年期痴呆患者，药物、合理饮食、运动及气功、按摩等均有助于康复。药物康复主要指可长期服用的抗衰老益智健脑之品，如六味地黄丸、何首乌、肉苁蓉、灵芝、冬虫夏草等制品。食疗康复可辅以山药茯苓糕、核桃芝麻及首乌山楂羹等。坚持适当锻炼，参加户外活动，如气功、太极拳、老年交谊舞等简单有趣的群体活动项目，有助于老年人社会交往和生活能力的保持。此外，收听广播、音乐、新闻，经常与人交谈，以及对语言、肢体功能障碍的恢复训练，均有助于患者智能的康复。

【医论提要】

"痴呆"一名首见于《华佗神医秘传》，晋代《针灸甲乙经》、明代《针灸大成》均以"呆痴"命名。明以前有关痴呆专论极少，直至张景岳《景岳全书·杂证谟·癫狂痴呆》中才论述了有关内容，他说："痴呆证，凡平素无痰而或以郁结，或以不遂，或以思虑，或以疑惑，或以惊恐而渐致痴呆，……此其逆气在心，或肝胆二经气有不清而然……"。他认为情志不遂是其主要病因，并认为其病在心，与肝胆二经有关。清代陈士铎《辨证录·呆病门》中论述了痴呆的病因病机，他说："大约其始也，起于肝气之郁；其终也，由于胃气之衰。肝郁则木克土，而痰不能化，胃衰则土不制水而痰不能消，于是痰积胸中，盘踞于心外，使神明不清，而成呆病矣。"他认为木郁克土，痰浊内积是其主要病因病机。《石室秘录》中也说："痰气最盛，呆气最深"。王清任在《医林改错·脑髓说》中说："小儿无记性者，脑髓未满；高年无记性者，脑髓渐空"。说明了老年肝肾亏损，脑髓失养是致病的主要原因。

《灵枢·天年》："六十岁，心气始衰，苦忧悲，血气懈惰，故好卧。……八十岁，肺气衰，魄离，故言善误"。这里描述的有关症状与痴呆相似。晋代王叔和《脉经》中说："二手脉浮之俱有阳，沉之俱有阴，阴阳皆实盛者，此为冲督之脉也，冲督用事，则十二经不复朝于寸口，其人皆苦恍忽狂痴"。论及了本病症状与脉象。张景岳描述了痴呆的症状与脉象："……言辞颠倒，举动不经，或多汗，或善愁，其证则千奇万怪，无所不至，脉必或弦或数，或大或小，变易不常。……然此证有可愈者，有不可愈者，亦在乎胃气元气之强弱，待时而复，非可急也。凡此诸证，若以大惊卒恐，一时偶伤心胆，而致失神昏乱者，此当以连扶正气为主，宜七福饮或大补元煎主之"（《景岳全书·杂证谟·癫狂痴呆》）。清代陈士铎在《辨证录·呆病门》中列举了洗心汤、转呆丹等治疗痴呆的方剂，对临床有一定的参考价值。《石室秘录·痴呆》认为："治呆无奇法，治痰即治呆也"。化痰开窍这一方法至今仍被临床运用。

【医案选粹】

案一

马元仪治周某，神昏不语，状如中风，已半月。脉之，右虚微无力，乃阳虚之候也。胸中时满，或痴立如呆，上焦之阳不用矣。足膝无力，转侧不能，下焦之阳不用矣。诸阳既微，阴乃用事，不行温补，阴日以长，阳日以消，如气化有肃杀而无阳和，物其能久乎。遂与附桂理中汤，大培元气，半月而神始清，便乃行，一月而食渐进，足可履。兼进八味丸，调理而安。

案二

苏某，男，81 岁。于 1989 年 4 月 20 日就诊。患者神情呆滞，言语不清，烦躁不安，下肢无力行走，走小碎步，大便不通，均由家属诉症状，并挽扶行走，手抖颤，舌质黯苔厚腻，脉弦滑。脑电图检查：可见弥漫性节律紊乱，两半球散见慢波。瞳孔对光反应迟钝，皮肤见老年斑。投以"醒脑复聪汤"治疗。

处方：当归 10g　制首乌 20g　炒远志 10g　珍珠母 30g（先煎）　桑椹 10g　天麻 10g（后下）芜蔚子 10g　菖蒲 10g　钩藤 10g　白蒺藜 15g　炒枣仁 20g　瓜蒌 30g　肉苁蓉 30g　川芎 10g　菊花 10g

【现代研究】

一、病因病机研究

现代中医医家对痴呆"肾虚髓减，痰瘀阻窍"的基本病机已达成共识，近十年来对"毒损脑络"的探讨与研究亦取得了可喜进展，在此基础上发展出"病络机制"、"玄府郁闭"等创新病因病机学说。

等认为 VaD 系"浊毒损伤脑络"使神机失统所致。年迈之人，脏腑渐虚，髓海渐衰，虚气流滞，水津失布，痰瘀内生互结，郁蒸腐化，浊毒化生，败坏形体，络脉结滞，脑络痹阻，神机失统而发为脑病。病络机制在痴呆发病中占有重要的地位。气络的病变影响气机的运行，血络的病变影响血液的渗灌，气络、血络皆病则势必影响气血的流通和神机的运转，导致神机运转功能低下或减退，脑主神明的功能难以发挥，从而出现呆傻愚笨等一系列表现。杨辰华等认为 VaD 病位在脑，病变在玄府，脑内玄府郁闭、神机失用为其基本病机。

二、证候学与辨证规律研究

通过大样本、多中心、随机对照临床研究认为，在 VaD 演变发展过程中，存在平台、波动及下滑三期。在此三期其证候特征及病理机转各不相同。平台期:病情相对稳定,无明显波动,多见于发病早期,此期部分轻度患者未给予重视或治疗。基本证类为痰证、瘀证、肝肾阴虚证;脾肾阳虚证。部分患者可兼见风证。波动期:感冒、感染及情绪波动常为诱因,在近期内(数日至数周)出现原有症状时有加重,与平台期比病情明显不稳定,呈波动状态,基本证类为风证、痰证、瘀证、肝肾阴虚证、脾肾阳虚证。部分患者可兼见火证。下滑期:VaD症状明显加重,呈急性下滑趋势,也可见渐进缓慢持续下滑。基本证类为火证、风证、痰证、瘀证、肝肾阴虚证、脾肾阳虚证。以风火痰瘀标实所致诸证类为主。

对100例老年期痴呆进行脏腑归属与虚实划分,结果表明老年痴呆以气虚、气阴两虚多见,占79.0%,实邪以痰、瘀为主;在脏腑归属方面,与心、肾关系最密切,其次为肝、脾;不同类型的痴呆中医辨证的结果也不一致:AD多见气虚,与心肾密切相关;VaD多为气阴两虚夹瘀,与心、肝关系密切。

认为AD的病情轻重与中医证型直接相关,以一脏病变为主或多脏受累与其病情严重程度呈正相关,有无痰、瘀、火病邪相兼,既是促进病情转化的重要因素,亦直接影响AD的病情严重程度。

三、治则治法研究

对痴呆治疗,普遍认为补肾益髓是基础,活血化瘀、化痰通络是增进智能的关键。也有医家采用疏肝解郁、滋肾养心等治法亦取得一定的疗效。

随着对痴呆病程的进一步认识,分期治疗逐渐受到重视。周文泉等对AD进行分期论治:疾病早期,治以化痰逐瘀,开窍醒神;病在中期,治以平肝潜阳,化痰逐瘀;疾病后期,治以滋补肝肾。常富业等根据毒邪是VaD病情阶梯样下滑的关键,强调平台期,补虚通络祛痰并治,提倡通补兼施;波动期,化痰清热通络息风,强调以通为主;下滑期,以疏散诸邪,调畅气机,降浊解毒,醒神开窍,急治其标为要。

四、辨证用药研究

根据临床试验及实验研究选出疗效确切的方剂有:地黄饮子、左归丸、调心方、血府逐瘀汤、当归芍药散等。这些方剂能够改善痴呆患者的记忆、定向、判断、语言表达等认识、学习能力,调整患者抑郁、烦躁、幻想及行为古怪情志异常,提高患者的生活能力,疗效确切,毒副作用小,适合广泛应用。

以补益肝肾、解毒化浊为法的聪圣胶囊(复方苁蓉益智胶囊),经随机、对照、双盲的临床研究证明为治疗VaD的有效药物。又如以补肾健脾,养血活血为法的康欣胶囊,能显著降低VaD患者血浆HCY、β-Ap水平,提高MMSE评分,降低ADL评分,改善中医证候,且未发现明显毒副作用,是对VaD治疗的有益探索。

第四节　痫　病

【定义】

痫病是一种发作性神志异常的疾病。其特征为发作时神情恍惚,甚则仆倒,昏不知人,口吐涎沫,两目上视,四肢抽搐,或口中有猪羊般叫声,移时苏醒,醒如常人。多因先天禀赋受损,气血瘀滞,或惊恐劳伤过度,肝脾肾三脏功能失调,使痰壅风动,上扰清窍而致。

【范围】

本病与西医学的癫痫基本相同,无论原发性癫痫,还是继发性癫痫,均可参照本节辨证论治。

【病因病机】

一、病因

1.七情失调　主要责之于惊恐。《素问·举痛论》云:"恐则气下"、"惊则气乱"。由于突受大惊大恐,造成气机逆乱,进而损伤脏腑。肝肾受损,则易阴不敛阳而生热生风;脾胃受损,则易致精微不布,痰浊内聚,经久失调,一遇诱因,痰浊或随气逆,或随火炎,或随风动,蒙闭心神脑窍,形成痫病。小儿脏腑娇嫩,元气未充,神气怯弱,或素蕴风痰,更易因惊恐而发为本病。同时情志失调亦常为痫病发作的诱发因素之一。

2.禀赋不足　此为先天致病因素,以儿童发病者为多见,多由母患此病,传之于子;或胎产之前,母受惊恐,导致气机逆乱,或精伤而肾亏,所谓"恐则精却";或在胎产非正常分娩中,伤及胎气,禀赋受损,脏腑失调,痰浊阻滞,遇诱因则气机逆乱,风阳内动而成本病。

3.脑部外伤　由于跌仆撞击,或出生时难产,均能导致颅脑受伤,外伤之后,气血瘀阻,脉络不和,痰浊瘀血内伏于脑,遇有诱因则气机逆乱,痰瘀蒙闭清窍发为本病。

4.其他疾病之后　如温热病出现高热,熬津成痰,或邪热灼伤血脉,血脉瘀滞不畅,痰瘀内伏于脑;或中风之后痰瘀壅塞脑脉,遇有诱因则气机逆乱,痰瘀蒙闭清窍可发为本病。

总之,本病常由多种原因造成痰浊或瘀血内伏于脑窍,复因七情郁结、六淫之邪所干、饮食失调、劳作过度、生活起居失于调摄等诱发因素相激,遂致气机逆乱而触动积痰、瘀血,闭塞脑窍,壅塞经络,而发为本病。故本病常为发作性疾病。

二、病机

1.发病　常有七情郁结、六淫外侵、饮食劳倦等诱因而发。起病急骤为特点。临床上多有先兆症状,但亦可无先兆症状,可反复发作。

2.病位　痫病的病位在心(脑)、脾、肝、肾。虽病机不同,病位中心亦有不同,但大多均影响于心(脑)而发病。

3.病性　在初期虽可见到实证,但一般以虚实夹杂证为多见。发作期以邪实为主,间歇期以脏腑失调为主。

4.病势　总的发病趋势是由实转虚,虚实夹杂。初起肝风、痰浊、痰火、瘀血等实邪阻滞,继则伤及心、脾、肝、肾,致本虚标实,虚实夹杂,日久不愈,病机复杂,以成痫疾。

5.病机转化　本病的病机转化取决于正气的盛衰及痰邪深浅。凡发病初期,多正盛邪实,日久损伤正气,痰浊、瘀血等邪实沉固,形成虚实夹杂。如肝风痰浊证,日久不愈,可致肝郁化火,痰郁化热而成肝火痰热证;亦可影响气血正常运行而致瘀血内阻等,此即实证之间可互相转化或兼夹。肝风痰浊日久亦可木旺克脾土,致脾虚水湿失运或致脾虚痰盛证;肝火痰热证日久不解,火热灼伤肝肾之阴,致肝肾阴虚证等,此即实证转虚证。脾虚痰盛证日久,气血生化乏源,则可致心血不足证;心血不足日久,精血同源,则伤及肝肾之阴精,而成肝肾阴虚证等,此即虚证之间亦可互相转化。凡脾、心、肝、肾功能失调,气血运行失畅,则可致痰浊、瘀血等邪实因素,此即因虚致实而成虚实夹杂证,使病机越发复杂,病情越发加重。

痫病病因病机见图2-4。

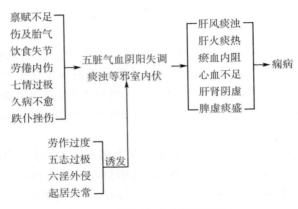

图 2-4 痫病病因病机示意图

【诊断与鉴别诊断】

一、诊断依据

按照 1995 年国家中医药管理局发布的中医药行业标准《中医病证诊断疗效标准》。

1.全面性发作时突然昏倒,项背强直,四肢抽搐。或仅两目瞪视,呼之不应,或头部下垂,肢软无力。

2.部分性发作时可见多种形式,如口眼手等局部抽搐而无突然昏倒,或幻视,或呕吐,多汗,或言语障碍,或无意识的动作等。

3.起病急骤,醒后如常人,反复发作。

4.多有家族史每因惊恐、劳累、情志过极等诱发。

5.发作前常有眩晕、胸闷等先兆。

6.脑电图检查有阳性表现,有条件做 CT、磁共振检查。

二、鉴别诊断

1.中风病　中风病以突然昏仆,半身不遂,口舌㖞斜,语言不利,偏身麻木为主症,与本病起病急骤,突然昏倒相似。但本病是以突然昏仆,伴有四肢抽搐,项背强直,两目上吊,口吐痰涎,或口中如作猪羊叫声,移时可醒为主症。中风病常留有半身不遂等后遗症。而本病醒后如常人,无后遗症,且反复发作,每次发作情形相似。必要时行脑电图、头颅 CT 以资鉴别。

2.痉病　痫病与痉病都具有时发时止、四肢抽搐等相同症状,但痫病除四肢抽搐外,还有口吐涎沫及类似猪羊叫声,且醒后与常人无别;而痉病发时则四肢抽搐,角弓反张,身体强直,一般需经治疗方可恢复,无口中类似猪羊叫声,恢复后往往还有原发疾病的存在。必要时行脑电图、脑脊液等辅助检查以资鉴别。

3.厥病　痫病与厥病都为突然昏倒,移时可醒,醒如常人。但厥病以发作时突然昏倒、不省人事、四肢厥冷、冷汗出为特征,与痫病的项背强直、四肢抽搐、口吐白沫或口中有类似猪羊叫声有别。且厥病脑电图检查多无阳性发现,而痫病有特征改变,不难区别。

【辨证论治】

一、辨证要点

1.辨中心证候　卒然仆倒伴尖叫声,昏不知人,口吐涎沫,两目上视,肢体抽搐,移时苏醒并反复发作为本病的特征。其轻者发作次数少,瞬间即过,间歇期一如常人;重者发作次数多,持续时间长,间歇期常有精神不振、思维迟钝等。

2.辨病位　卒然昏仆倒地,四肢抽搐,牙关紧闭,或有尖叫声如猪羊,醒后如常人,病变部位在心与肝,以心为主;若四肢抽搐不止,眼睑上翻,两目上视,或一侧肢体抽搐,继则延及对侧,而意识尚清醒,或平素或醒后有痰多、善欠伸症状,病变部位在心与肝,以肝为主;若口吐白沫或喉中痰鸣如拽锯,平素体胖,或醒后多痰,病位在心与脾,以脾为主;若突然神志不清,少倾即醒,醒后如常人,而无四肢抽搐,发作时可有两目直视,似痫似呆,频频翻眼,时时低头或有上肢瘫痪,或有口角抽搐,或见神志障碍突然发作,弃衣高歌,登高跳楼,醒后如常人,全然不知发作情况,或有无节律、不协调等怪异诸症,如吮吸、咀嚼、寻找、叫喊、奔跑、挣扎等,病变部位在心与脾,以心为主;若发作时小便失禁,平素或醒后有腰酸腰痛,背项疼痛,病位在心和肾,以肾为主。

3.辨病性　凡来势急骤,神昏卒倒,不省人事,口噤牙紧,颈项强直,四肢抽搐者,病性属风;凡发作时口吐涎沫,气粗痰鸣,发作后或有情志错乱、幻听、错觉,或有梦游者,病性属痰;凡发作时呆木无知,呼之不应,扎之不知痛,平素或发作后有神疲胸闷、纳呆,身重者,病性属湿;凡卒倒啼叫,面赤身热,口流血沫,平素或发作后有大便秘结,口臭苔黄者,病性属热;凡发作时面色潮红、紫红,继则青紫,口唇紫绀,或有脑外伤、产伤等病史者,病性属瘀。凡病之初起多属实证,日久多虚实夹杂。凡发作时见面色潮红,手足温,舌红脉弦滑者,属阳痫。凡发作时见面色苍白,唇色青黯,手足清冷,舌淡苔白,脉沉迟或沉细者,属阴痫。

二、治疗原则

痫证治疗宜分标本虚实,频繁发作时以治标为主,着重豁痰顺气,息风开窍定痫。平时以治本为重,宜健脾化痰、补益肝肾、养心安神等以调理脏腑,平顺气机,杜其生痰动风之源。

三、应急措施

1.控制发作　是针对痫病发作时而言,以开窍复苏与息风定痫为重点。

(1)开窍复苏

①通关开窍:以通关散少许,吹入鼻内,取喷嚏而开窍。此散用于昏仆抽搐之实证者。脱证者禁用,孕妇慎用。

②取嚏开窍:若无通关散,可用棉签、鹅毛或消毒导管等,徐徐插入病人鼻孔内,令其取嚏复苏。

③针刺开窍:取人中、风池、内关、照海等穴,强刺激以复苏。

④药物复苏

定痫丸,每次1～3丸,化后吞服或鼻饲。此为清化热痰,息风定痫的有效成药。

痫证镇心丹,每次1粒,化后吞服或鼻饲。此为祛痰开窍,清心安神之验方。

(2)息风解痉

①医痫丸:1次6g,化后吞服或鼻饲。此丸对痫病昏仆抽搐者有效。

②紫雪散、至宝丹:化后鼻饲或冲服,每次各1丸。

2.救治变证　痫病发作,常见多种变证,对此类患者应积极救治处理。

(1)昏仆跌伤:痫发昏仆者,常有跌伤,故应详察跌伤部位,记录脉息的强弱与节律,观察意识和活动有无异常。凡出现头部或孔窍出血、神识昏蒙、呕吐痉挛、运动障碍等症者,应请有关科室会诊,协同救治,必要时行头颅CT检查。

(2)痰阻气道:痫病发作,痰涎壅塞,反入气道,气道不通,致气息异常,唇指发绀,此为痰阻气道的证候,应使患者仰卧,吸出痰涎以保持气道通畅。

(3)并发厥脱:痫发日久不得解,或因跌伤,或因大吐大汗之后,常可见厥脱之变证。此时当以益气固脱、回阳救逆为原则,选用独参汤、参附汤、生脉散等,口服或鼻饲,以防其变。

四、分证论治

1.肝风痰浊证

症舌脉：发则卒然昏仆，目睛上视，口吐白沫，手足抽搐，喉中痰鸣；也有仅为短暂精神恍惚而无抽搐者。发作前常有眩晕、胸闷等症。舌质淡红，苔白腻，脉弦滑。

病机分析：素有痰浊内蕴，深伏于脑，复因肝气郁结，肝阳暴张，阳亢化风，风阳夹痰浊上蒙清窍则卒然昏仆。肝风内动则见目睛上视，手足抽搐；痰湿内盛则口吐白沫，喉中痰鸣，苔白腻，脉滑；病起肝气郁结则发作前常有眩晕、胸闷之象。

治法：涤痰息风，开窍定痫。

方药运用：

(1)常用方：定痫丸加减。药用竹沥、石菖蒲、胆南星、清半夏、天麻、全蝎、僵蚕、琥珀、辰砂、茯神、远志、炙甘草。

病由痰浊素盛，肝阳化风，痰随风动，上蒙清窍所致，故宜涤除顽痰以开窍，平息肝风以解痉。方中竹沥、石菖蒲、胆南星、半夏豁痰开窍，天麻、全蝎、僵蚕平肝息风镇痉，共奏涤痰息风开窍之功是为主药；再辅以琥珀、辰砂、茯神、远志镇心定神；炙甘草调和诸药为使药。

(2)加减：胁胀嗳气者，加柴胡、枳壳、青皮、陈皮疏肝理气；眩晕、目斜风动者，加龙骨、牡蛎、磁石、珍珠母重镇息风。

(3)临证参考：基本方中全蝎、僵蚕等虫类搜剔药可研粉吞服，但因其有一定的毒性，宜从小量开始，逐渐增量，切不可骤用重剂。

2.肝火痰热证

症舌脉：卒然仆倒，不省人事，四肢强痉拘挛，口中叫吼，口吐白沫，烦躁不安，气高息粗，痰鸣漉漉，口臭。平素情绪急躁，心烦失眠，咯痰不爽，口苦而干，便秘便干，舌质红，苔黄腻，脉弦滑数。

病机分析：素有痰浊内蕴，深伏于脑，肝火偏旺，复因将息失宜则气机逆乱，肝火夹痰热上蒙清窍，流窜经络而成卒然仆倒，不省人事，口中叫吼；肝火内盛，热盛风动，肝风内动则四肢强痉拘挛；痰火互结，上扰神明，则烦躁不安；热盛于内则气高息粗，口臭；痰浊内盛则口吐白沫，痰鸣漉漉；平素肝火旺则见情绪急躁，心烦失眠，口苦而干，便干便秘；痰浊素蕴则咯痰不爽；舌质红、苔黄腻、脉弦滑数皆为一派肝火痰热互结之象。

治法：清肝泻火，化痰开窍。

方药运用：

(1)常用方：龙胆泻肝汤合涤痰汤加减。药用龙胆草、石菖蒲、黄芩、栀子、橘红、清半夏、茯苓、胆南星、炙甘草。

肝气久郁则化火，痰浊长蕴则化热，肝火夹痰热上蒙清窍而成本证，故宜清热以泄火，化痰以开窍。方中龙胆草苦寒清泄肝胆实火，石菖蒲化痰开窍，共为君药；栀子、黄芩助龙胆草清肝泻火之功，半夏、橘红、茯苓、胆南星助石菖蒲化浊涤痰之力，共为臣佐药；炙甘草调和诸药，是为使药。

(2)加减：火盛伤津出现口干欲饮，舌红少苔者，宜加麦冬、南沙参养阴生津；便秘不通者，宜加生大黄通腑泻热。

(3)临证参考：本证往往由邪滞体内，久郁化热，或火热炽盛所引发，故治以清郁热，泻肝火，清郁热尚可予丹皮、赤芍、柴胡、大黄等，泻肝火尚可予黛蛤散。

3.瘀血内阻证

症舌脉：发则卒然昏仆，瘛疭抽搐，或仅有口角、眼角、肢体抽搐，颜面口唇青紫。平素多有头晕头痛，痛有定处。多继发于颅脑外伤、产伤、颅内感染性疾患后遗症等。舌质暗红或有瘀斑，苔薄白,脉涩。

病机分析:因颅脑外伤、产伤或久病入络,瘀血内阻,深伏于脑,遇将息失宜,气机逆乱,则蒙闭清窍,故卒然昏仆;瘀血阻滞,气血运行不畅,经络失养则瘛疭抽搐,或仅有口角、眼角、肢体抽搐;脑窍失养,脑神受损,故平素头晕头痛,痛有定处;颜面口唇青紫,舌质黯红或有瘀斑,脉涩,均为瘀血内阻之象。

治法:活血化瘀,息风通络

方药运用:

(1)常用方:血府逐瘀汤加减。药用桃仁、红花、当归、川芎、赤芍、川牛膝、桔梗、柴胡、枳壳、生地黄、甘草。

瘀血阻窍,脑络闭塞,脑失所养,脑神受损而成本证,治当活血化瘀通络治其本。方中当归、桃仁、红花活血祛瘀通络为君药。川芎为血中之气药,助君药行气活血化瘀以通络,赤芍凉血活血以通络,共为臣药。生地清热凉血,配当归养血润燥,使瘀去而阴血不伤;牛膝祛瘀而通血脉,又能补肾生精;柴胡疏肝解郁,调畅气机;桔梗、枳壳一升一降,开胸行气,可使气机条达,气行则血行,取气为血帅之意,共为佐药。甘草调和药性,是为使药。

(2)加减:夹痰者,加半夏、胆南星、竹茹;伴抽搐重者,加钩藤、地龙、全蝎;瘀血重者,可加水蛭、虻虫等虫类药。

(3)临证参考:本证由外伤或久病所致,若遇劳累、情绪波动及气候变化等常易诱发。故患者应避免过度劳累及精神紧张等,遇气候突变宜在家静养。

4.脾虚痰盛证

症舌脉:痫病发作日久,神疲乏力,食欲不佳,面色不华,大便溏薄或有恶心呕吐,舌质淡,苔薄腻,脉濡弱。

病机分析:痫病发作日久,损伤正气,脾胃运化失司,痰浊内生;或素有伏痰,复加饮食所伤,故发作日久,神疲乏力,食欲不佳,面色不华,大便溏薄或有恶心呕吐;舌质淡、苔薄腻、脉濡弱亦为脾虚痰湿内盛之征。

治法:健脾和胃,化痰降逆。

方药运用:

(1)常用方:六君子汤加味。药用党参、生白术、茯苓、陈皮、姜半夏、姜竹茹、炙甘草。

脾虚则水湿不化,酿湿生痰,痰浊上蒙清窍,形成本证,治当补益脾胃以运化水湿为主,佐以化痰降逆开窍。方中党参、白术健脾益气,治其本,故为君药;茯苓、陈皮健脾理气化湿,助君药调和脾胃,以运化水湿,为臣药;半夏、竹茹和胃化痰降逆以开窍,是为佐药;炙甘草和中缓急,调和诸药为使药。

(2)加减:痰浊盛而恶心呕吐痰涎者,可加胆南星、瓜蒌、菖蒲、旋覆花等加强化痰降逆之力;便溏者,加薏苡仁、炒扁豆、炮姜等健脾止泻。

(3)临证参考:补气健脾,可杜绝生痰之源,故本证患者平时宜常服六君子汤、参苓白术散等方药以调理,并注意药物、饮食、劳逸等结合调治。

5.心血不足证

症舌脉:平素失眠多梦,心悸气短,头晕健忘,发时则突然从工作或睡眠状态中站起徘徊,或出走,舌质淡,苔薄白,脉细或细数。

病机分析:忧思伤脾,气血生化乏源,心血不足,神无所附,故突然从工作或睡眠中站起徘徊,或出走,或意识混乱,精神失常,表现出怪异诸症;心血不足,心神失养则失眠多梦,心悸气短,头晕健忘;舌质淡,脉细或细数亦为血虚之象。

治法:益气养血,宁心安神。

方药运用:

(1)常用方:酸枣仁汤加减。药用酸枣仁、川芎、当归、生地黄、知母、党参、茯神、远志、甘草。

方中重用酸枣仁养肝益心,补血安神为君药;臣以川芎、当归、生地养血活血,补而不滞;知母清热滋阴除烦,且可制川芎之辛燥,党参益气生血,茯神、远志宁心安神,共为佐药;炙甘草调和诸药为使药。

(2)加减:经常夜游者,加生龙骨、生牡蛎、生铁落镇心安神;头晕健忘较甚者,加胡桃仁、胡麻仁、制何首乌、紫河车补养精血。

(3)临证参考:本证常由后天之本失于调养所致,故平时应重视健脾益气生血,可常服八珍汤、归脾汤等方药。

6.肝肾阴虚证

症舌脉:痫病频发,神思恍惚,头晕目眩,两目干涩,面色晦暗,耳轮焦枯不泽,健忘失眠,腰膝酸软,大便干燥,舌质红,脉细数。

病机分析:痫病反复发作或肝火亢盛,必然耗伤肝肾阴液,以致全身失于濡养,心神失养,故神思恍惚,失眠健忘;精血衰耗,气血亏损则面色晦暗,头晕目眩,两目干涩,耳轮焦枯不泽;肾精不足,腰府失充,则腰膝酸软;血亏肠燥则大便干燥;舌质红、脉细数亦为肝肾阴虚,虚热内扰之象。

治法:滋补肝肾,潜阳安神。

方药运用:

(1)常用方:左归丸加减。药用熟地黄、山药、山萸肉、枸杞子、鹿角胶、龟甲胶、菟丝子、牛膝、远志、炙甘草。

方中熟地、山药、山萸肉、枸杞子补益肝肾,滋阴填精,龟甲胶、鹿角胶为血肉有情之品,龟甲胶补阴,鹿角胶养阳,两药协力峻补精血,共为主药;菟丝子配鹿角胶温柔养阳,助阳生阴,体现了"阳中求阴"的理论法则,牛膝补益肝肾,强壮筋骨,活血祛瘀,引血下行,以潜亢阳,远志宁心安神,共为辅药;炙甘草调和诸药,为使药。

(2)加减:神思恍惚,持续时间长者,可选用生牡蛎、鳖甲滋阴潜阳,柏子仁、磁石、辰砂宁心安神,贝母、天竺黄、竹茹清热除痰。心中烦热者,可加焦山栀、莲子心清心除烦;大便干燥者,可加玄参、天花粉、火麻仁、郁李仁养阴润肠通便。

(3)临证参考:本证患者常因反复发作,久病伤肾,故须处处顾护肾脏精血,不可过分应用刚燥之品,并需因势利导,以柔克刚。若神疲面㿠,久而不复,为阴精气血俱虚,当大补精血,宜常服河车大造丸。

五、其他疗法

1.中成药

(1)安宫牛黄丸:每次1丸研服。适用于阳痫急性发作期见有神志障碍者。

(2)紫雪散:每次1.5g,口服或鼻饲。适用于痫病急性发作期有四肢抽搐者。

(3)苏合香丸:每次1丸,研服或鼻饲。适用于阴痫急性发作期有神志障碍者。

(4)人参归脾丸:每次1丸,每日2次,可长服。适用于痫病缓解期以脾虚为主者。

(5)六味地黄丸:每次6g,每日2次。可长服。适用于痫病缓解期以肾虚为主者。

2.单验方

(1)惊痫汤:丹参30g,赤芍12g,红花4.5g,夜交藤30g,酸枣仁15g,地龙9g,珍珠母30g,水煎服。治疗瘀血阻滞,心神不宁之痫病。

(2)气痫汤:丹参30g,赤芍12g,红花4.5g,川楝子9g,青、陈皮各9g,白芷6g,合欢皮30g,水煎服。治疗气滞血瘀之痫病。

(3)风痫汤:丹参30g,赤芍12g,红花4.5g,葛根9g,薄荷3g,大青叶30g,地龙9g,珍珠母30g,水煎服。治疗肝阳化风,瘀血阻络之痫病。

(4)痰痫汤:丹参30g,川芎9g,红花4.5g,半夏9g,胆南星6g,地龙9g,僵蚕9g,夜交藤30g,珍珠母30g,水煎服。治疗痰瘀交阻,肝风内动之痫病。

3.针灸

(1)肝风痰浊证者,针刺心俞、肝俞、鸠尾、间使、丰隆、神门。

(2)肝风痰热证者,针刺风池、太冲、曲池、足三里。

(3)癫痫反复频发者 针印堂、人中,灸中脘,也可针会阴、长强。

【转归与预后】

痫病的转归与预后取决于患者的体质强弱、正气的盛衰与邪气的轻重。由于本病有反复发作的特点,病程一般较长,少则一两年,甚则终身不愈。因而,体质强、正气尚足的患者或病之初发或病程在半年以内者,如治疗恰当,防止痫病的频繁发作,一般预后较好,部分仅可控制发作,但仍难根治;若体质较弱,正气不足,痰浊沉固者,往往迁延日久,缠绵难愈,预后较差;若反复频繁发作,少数年幼患者智力发育受到影响,出现智力减退,甚至成为痴呆,或因昏仆跌伤造成长期后遗症,或因发作期痰涎壅盛,痰阻气道,造成痰阻窒息,或变生厥脱变证而危及生命。

【护理与调摄】

一、护理

1.详察病情变化　痫病发作时,应特别注意神志的改变,抽搐的频度,脉息的快慢与节律,舌之润燥,瞳孔之大小变化,有无发绀及呕吐,二便是否失禁等情况,并详加记录,以为及时正确的治疗提供可靠的临床资料。

2.防止咬伤唇舌　对昏仆抽搐的病人,凡有义齿者均应取下,并用纱布或压舌板放入病人口中,防止咬伤唇舌;同时加用床档,以免坠床跌伤。

3.保持呼吸道通畅　对昏仆抽搐,痰涎壅盛之患者,发作时先要解开颈部衣扣,头部侧卧,并稍低,防止舌根后坠阻塞咽喉,必要时应吸痰,以保持呼吸道通畅。

4.常翻身防褥疮　对频繁发作的重病人,应使其侧卧,并经常翻身,以防止形成褥疮。

5.保持室内清静　对发作期病人,室内应保持清静,避免惊叫及噪声,并不宜强光刺激。

6.进食宜清淡　痫病缓解之初,饮食宜清淡,忌过冷过热食物的刺激,少食肥甘之品,以减少痰涎的滋生。

二、调摄

避免劳逸过度及精神刺激,保持心情舒畅。患者不宜作驾驶工作及高空作业、水上作业,不宜骑自行车,以免发生意外。饮食宜清淡,多食素菜等,或经常选用山药、薏苡米、赤豆、绿豆、小米煮粥食用,可收健脾化湿之功效。

【预防与康复】

患者发作控制后,一般应坚持服药半年以上,病程长者,服药时间宜更长,以巩固疗效。病情稳定者可适当参加体育锻炼,长期坚持太极拳、太极剑、气功等,有益于身体健康,正气恢复。避免情志不遂,常宜贻情悦志。饮食宜清淡而富有营养为宜。

本病患者的预防应首先积极寻找诱发因素,并尽量避免,防止诱发本病发作;保持精神愉快,勿忧郁暴怒,起居有常,劳逸适度,保证充足的睡眠时间,不宜驾车、骑车及高空水上作业。积极治疗某些原发疾病,孕妇期应避免惊吓,胎产时防止胎伤,此外还应注意避免脑外伤发生。

【医论提要】

本病在《内经》中称为"颠疾"。《素问·病能论》中说:"人生而有病颠疾者,病名曰何?安所得之?……病名为胎病,此得之在母腹中,其母有所大惊,气上而不下,精气并居,故令子发为颠疾也"。这里强调发病原因是先天受损。元代《丹溪心法·痫》中说:"痫证有五,马牛鸡猪羊。无非痰涎壅塞,迷闭孔窍"。明代《万病回春·癫狂》也认为"痫乃痰疾,病似马羊鸡犬猪,故有五痫应五脏,不必多配,大率主痰也"。古代有不少医家都认为痰迷心窍是其发病重要机理。清代李用粹则把痫病分为阳痫与阴痫,他在《证治汇补·胸膈门·痫病》中说:"阳痫痰热客于心胃,闻惊而作,若痰热甚者,虽不闻惊,亦作也,宜用寒凉;阴痫亦本乎痰热,因用寒凉太过,损伤脾胃而变成阴,法当燥湿温补祛痰。"这里指出痰热是导致痫病主要原因。张璐在《张氏医通·痫》中说:"痫证往往生于郁闷之人,多缘病后本虚,或复感六淫,气虚痰积之故。盖以肾水本虚不能制火,火气上乘,痰壅腑脏,经脉闭遏……"。他指出了痫病发病与情志有关,以肾虚为本,痰实为标。金代张从正则认为本病是肝经热盛所致,《儒门事亲·卷四》中说:"大凡风痫病发,项强直视,不省人事,此乃肝经有热也。"

关于痫病治疗,张从正认为"夫痫病不至于目瞪如愚者,用三圣散投之。更用大盆一个,于暖室中令汗下吐三法俱行,次服通圣散,百余日则愈矣"(《儒门事亲·痫》)。朱丹溪认为治痰为主,力倡"用黄连、南星、瓜蒌、半夏,导火导痰,分多少治之,无不愈者"(《丹溪心法·痫》)。《医学传灯》则认为治分阴阳,脉来洪数者,症属于阳.宜用舒中二陈汤,后以清痫二陈汤加减调治.脉细无力者,症属于阴,治之难愈,宜用六君健脾汤.八味地黄丸也可用。《临证指南医案·癫痫》则认为:"痫之实者,用五痫丸以攻风,控涎丸以劫痰,龙荟丸以泻火;虚者当补助气血,调摄阴阳,养营汤、河车丸之类主之"。王清任认为本病发生乃元气虚,"不能上转入脑髓",和脑髓瘀血有关,并创龙马自来丹、黄芪赤风汤。《医话拾零》中多次提到一个验方治愈痫病,名叫"荡痰汤",由硫化铅、生赭石、芒硝各二两,朱砂、青黛、白矾各一两,黄丹五钱,共为细末,复用生怀山药四两为末,焙熟,调和诸药中,炼蜜为丸二钱重,每日二次,各服一丸。临床值得研究。

【医案选粹】

案一

常仲明之子,自四岁得风痰疾,至十五岁转甚,每月发一两次。发必头痛,痛则击数百拳,出黄绿涎一两盏方已。比年发益颇,目见黑花,发作,昏不知人,三、四日方省。诸医皆用南星、半夏,化痰之药,终无一效。偶遇戴人于隐水之南乡。戴人以双解散发汗,次以苦剂吐痰,病去八、九;续以分剂平调。自春至秋,如此数次,方获全瘳。(选自《儒门事亲》)

案二

蒋某,女,7岁。

患者患痫疾多年,用多种西医(疗法)未能控制。近几天来阵发性抽搐不止,神志昏迷,醒后则感觉软弱无力,嗜睡而经常处于半清醒状态,小便失禁。面色红润,四肢温暖,苔黄厚腻,舌质红,脉滑数小弦。证属外风引动内风,痰浊蒙闭清窍。治宜祛风清热,平肝化痰。处方:

羚羊角粉 0.1g,冲服,1 日 3 次。

琥珀抱龙片,每日 2 片,1 日 3 次。

玳瑁 9g 黄芩 9g 夏枯草 9g 珍珠母 30g 牡蛎 30g 白金丸 9g 地龙 9g 蜈蚣.9g 蝎尾 3 条

【现代研究】

一、病因病机研究

认为本病的形成与先天禀赋,情志失调,饮食所伤,劳逸起居,脑部外伤或其他疾病有关,概括了癫痫的病理因素为积痰、肝风、郁火、气乱、血瘀5个方面。其中积痰内伏,阻于络脉,壅塞脑腑,扰于神明是癫痫病的主要因素。而上述因素又相互兼杂,互因互果。李振光等认为瘀贯穿痫病顽疾病程始终,从"久病多瘀,瘀久化热"、"久病血伤入络"、"久病多虚"、"治风先治血,血行风自灭"四方面加以论述。

二、证候学与辨证规律研究

痫病因其病因病机可概括为风、火、气、痰、瘀蒙闭心窍,壅塞经络,气机逆乱,元神失控发病,故证候要素不外乎风、火、痰、瘀、虚,其中五志之火常是主要的诱发因素,对痫病的辨证要充分考虑到病情的轻重与证候的虚实夹杂,一般情况下发作期以实为主,涉及的证候要素多为风、火、痰等,缓解期则以虚或虚实夹杂为主,多为气虚与阴虚等相关。张横柳将癫痫的间歇期辨证为脾虚风痰瘀阻证、肝肾亏虚证、痰火内闭证三证。

三、治则治法研究

痫病临床表现复杂,治疗方面应分标本虚实,轻重缓急,发作期以开窍醒神为主,恢复休止期以祛邪补虚为主。临证时,前者宜豁痰息风,开窍定痫法为主;后者以健脾化痰,补益肝肾,养心安神为主。癫痫处于发作期,病情严重,发作不缓者,除积极抢救密切观察病情变化外,必要时应给予中西医结合治疗。

四、辨证用药研究

根据五脏关系中"脾为枢轴影响四旁"的作用,加减草果知母汤(草果仁、知母、黄芩、厚朴、清半夏、炙甘草等)治痫,从调节脾胃入手,恢复气机转枢功能,以达治痫目的。

钟建岳等应用疏肝理脾汤(柴胡、枳壳、川楝子、白术、甘草各6g,郁金、佛手、延胡索、白芍、麦芽、蒲公英各9g,茯苓12g)加减治疗腹型癫痫26例。脾虚者,加党参、山药、陈皮;食滞者,加神曲、鸡内金、莱菔子;伴呕吐者,加法半夏、竹茹、藿香;大便秘结者,加生大黄、枳实、莱菔子;腹痛部位走窜者,加全蝎、蜈蚣;腹痛部位刺痛不移者,加桃仁、赤芍;肝火旺者,加栀子、丹皮,总有效率为96.15%。

逯建存等用抗痫散(柴胡、黄芩、半夏、党参、桂枝、白芍、石菖蒲、胆南星、枳实、陈皮、茯苓、远志、地龙、天竺黄、黄芪、当归、丹参、全蝎等)治疗癫痫30例,总有效率90%。

第三章　肾膀胱病证

第一节　水　肿

【定义】

水肿是指由外感、内伤多种原因造成肺脾肾三脏对水液宣化输布功能失调,致使体内水液潴留,泛滥于肌肤,引起以头面、眼睑、四肢、腹背甚至全身浮肿等为临床特征的疾病。

【范围】

西医学中心源性水肿,肾小球肾炎、肾病综合征所见之肾源性水肿,低蛋白血症、维生素 B_1 缺乏症、严重贫血等引起的营养不良性水肿,甲状腺功能减退、原发性醛固酮增多症等引起的内分泌性水肿,以及特发性水肿等,均可参照本节辨证论治。

【病因病机】

一、病因

1.风邪袭表

外感风寒或风热之邪,内舍于肺,肺气失于宣降,风水相搏,流溢于肌肤,发为水肿。

2.疮毒内陷

肌肤痈疡疮毒,未能清解消透,疮毒内归,损伤脾肺,脾肺功能失调导致水液代谢障碍,溢于肌肤,发为水肿。

3.水湿内侵

久居湿地,或冒雨涉水,水湿内侵,脾为湿困,不能制水,水渍于肠胃而溢于体肤,发为水肿。

4.饮食失调

饮食不足,脾气日渐亏损;或饮食不节,过食肥甘、生冷,损伤脾胃,以致脾虚失运,水湿内停,溢于肌肤,发为水肿。

5.情志失调

情志郁勃,肝气郁结,疏泄失司,三焦气机不畅,水道不利,水湿泛于肌肤,发为水肿;或忧思不解,损伤脾胃,脾虚失运,发为水肿。

6.劳欲过度

劳倦太过,损伤脾胃或房劳过度,或生育不节,损伤肾气,均可影响水液正常代谢,发为水肿。

7.他病之后

乳蛾、心悸、疮毒、紫癜、淋病等久病损伤,致肺脾肾三脏功能失调,水液代谢不畅,发为水肿。病久入络,瘀血阻滞,三焦水道壅塞,亦可发生或加重水肿。

以上各种原因,有单一原因而致病者,亦有兼杂而致病者,使病情颇为复杂。此外,起居失常、劳欲过度、感受外邪、饮食过咸、情志不遂等,均可诱发或加重本病。

二、病机

1.发病

外邪侵袭,疮毒内陷所引起的水肿多呈急性起病;水湿内侵,饮食失调,劳欲过度,情志失调及他病之后引起的水肿起病较缓或缓慢。

2.病位

病位在肺、脾、肾、三焦,但与心、肝、膀胱亦有密切关系。

3.病性

本病多属本虚标实之证。以肺、脾、肾虚损为本,以风、寒、湿、热、毒、瘀、气滞、水液为标。阳水以标实为主,阴水以本虚为主,病情反复,可出现阴阳寒热虚实错杂,本虚标实之虚实夹杂之证。

4.病势

风邪温毒以阳邪为主,风性轻扬,故病起在表、在上,迅速遍及全身;病久不愈,耗伤正气,伤及脾肾,出现腰以下肿胀。病凡由表及里,由上及下,由实转虚,由阳转阴,由肺及脾肾,则逐渐加重。

5.病机转化

因外感风邪,水湿内侵致病者,多属实证,风胜者重在肺,湿胜者重在脾。如风邪表证已解,头面浮肿消退,而水湿不化,潴留下肢肌肤,病变脏腑则可由肺转脾,病邪亦以风转湿为主,证候亦可由风水相搏转化为水湿浸渍。若水湿之邪郁而化热,则又可转化为湿热壅结证。若水湿伤阳,浸渍日久,又易转化脾阳虚弱证候。内伤饮食、劳欲过度、情志失调、他病之后引起的水肿多属虚证。病变重在脾、肾两脏。或以脾气、脾阳虚衰为甚,或以肾气、肾阳衰微为甚。肾阳久衰,阳损及阴,又可导致肾阴亏虚,出现阴虚水肿,或阴阳两虚或气阴两虚证候。实证水肿迁延日久,或反复屡作,正气渐伤,可转化为虚证,病情由轻转重。虚证水肿复感外邪,导致急性发作,肿势增剧者,可转为标实为主证候,或因虚致实,形成本虚标实,虚实夹杂之证。在整个病程中,若肿势较甚,可突发水邪上逆心肺而见心悸、唇绀、气急、喘促不能平卧;或浊邪上蒙心包,肝风内动,则可出现神昏谵语,肢体震颤;或浊邪阻闭三焦而关格不通,呕逆不止;或伤及血络,出现衄血下血等坏证、变证,病情危重。

水肿病因病机见图3-1。

【诊断与鉴别诊断】

一、诊断依据

按照1994年国家中医药管理局发布的中华人民共和国中医药行业标准《中医病证诊断疗效标准》。

1.水肿先从眼睑或下肢开始,继及四肢、全身。

2.轻者仅眼睑或足胫浮肿,重者全 皆肿,甚则腹大胀满,气喘不能平卧。

3.严重者可见尿闭,恶心呕吐,口有秽味,齿衄鼻衄,甚则头痛,抽搐,神昏谵语等危象。

4.可有乳蛾、心悸、疮毒、紫癜以及久病体虚史。

5.应作尿常规,24小时尿蛋白定量,血常规,血沉,血浆白蛋白,血尿素氮,肌酐,体液免疫,以及心电图,心功能测定,B超等实验室检查,以助明确诊断。

二、鉴别诊断

1.臌胀臌胀为单腹胀大,皮色苍黄,腹部青筋暴露,或兼下肢肿胀,上肢及头面一般不肿;水肿则头面、四肢皆肿,可有腹部胀大,但无青筋暴露等体征。《医学心悟·论水肿胀》说:"目窠与足先肿,后腹大者,水也;先腹大,后四肢肿者,胀也"。

2.痰饮痰饮和水肿同属津液病变,但痰饮之邪停积于局部,而水肿为水液泛滥于全身,不难鉴别。

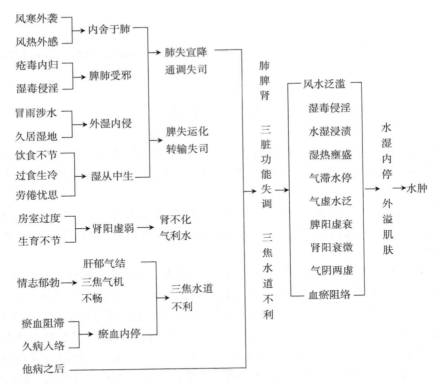

图 3-1　水肿病因病机示意图

3.气肿　水肿皮肤肿胀而有水色,按之陷下不起;气肿皮色不变,按之即起。

【辨证论治】

一、辨证要点

1.辨阳水阴水

凡感受风邪、水气、湿毒、湿热诸邪,发病较急,证见表、热、实证者,多按阳水论治;凡饮食劳倦、房劳过度,或久病损伤正气,起病较缓,病程较长,反复发作,证见里、虚、寒证者,多从阴水论治;阳水日久损伤正气,或阴水复感外邪,因虚致实等均可形成虚实夹杂之证,又宜详辨标本虚实,孰多孰少,孰轻孰重,孰急孰缓。

2.辨病位

眼睑浮肿,四肢皆肿,恶寒发热,咳嗽气逆,肢节酸楚,病位在肺;周身浮肿,肢体困重,脘闷食少,病位在脾;面浮肢肿,腰以下为甚,伴腰膝酸软,怯寒肢冷,病位在肾;面浮肢肿,心悸怔忡,病位在心;周身浮肿,胁肋胀满,嗳气不舒,病位在肝。

3.辨水肿危证

腹大肢肿,胸满喘咳,尿少,心悸唇绀,不得平卧,脉结代者,乃水邪凌心犯肺,病情急重;若兼尿闭泛恶,口中尿味,齿衄鼻衄,神昏肢厥,手足抽搐,呼吸急促,脉虚浮而数者,乃脾肾败绝,内闭外脱之恶变。

二、治疗原则

《素问·汤液醪醴论》指出:"平治于权衡,去菀陈莝……开鬼门,洁净府"。《金匮要略·水气病脉证并治》更明确指出"诸有水者,腰以下肿,当利小便;腰以上肿,当发汗乃愈"。发汗、利尿、泻下逐水为治疗水肿的 3 条基本原则。以阴阳虚实而言,阳水以驱邪为主,可用发汗、利水、攻逐、解毒、活血、行气、疏表等法。阴水则以扶正为主,可采用健脾温肾利水、通阳利水、补气养阴利水等法。对于虚实夹杂之证,当分清虚实标本多少,轻重缓急,权衡兼顾。攻逐一法,为历来治阳水水肿常用之法,用之得当,有立竿见影之效,但需视病情需要而定。一般来说,病起不久,肿势较甚,正气尚旺,此时抓紧时机,以祛水为急务,适当选用攻下逐水药,使水邪速从大小便而去,俟水退后,再议调补,以善其后。病在后期,脾肾双亏而水肿尤甚,若强攻之,虽水退可暂安一时,但攻逐之药,多易伤正,究属病根未除,待水邪复来,势必更加凶猛,病情反而加重,所以逐水峻药应慎用。对于余邪未尽时,宜用祛邪而不伤正,扶正而不碍邪的平和之法治疗,待余邪尽,再根据气血阴阳的偏损情况,合理进行调补善后。

三、应急措施

1.面浮身肿,尿少,心悸,气促,不能平卧,汗出,唇绀,脉虚数或结代,为水邪上逆心肺之变。可予:

(1)附子 15～30g,桂枝 9g,丹参 15～30g,益母草 30～60g,炙甘草 6g,水煎服,每日 1 剂。

(2)万年青根 15～45g,浓煎成 30～40 mL,1 日内分 3 次服。

2.全身浮肿,尿闭,神倦欲睡,恶心呕吐,口有尿味者,属水湿蕴久成浊,浊邪阻闭三焦。可予:

(1)附子 9g,生大黄 9g,黄连 6g,吴茱萸 3g,生姜 2 片,每日 1 剂,水煎服。

(2)附子 9g,大黄 9g,牡蛎 60g,穿心莲 15g,水煎成 150～200 mL,保留灌肠,每日 1 次。

(3)玉枢丹 0.6～1.5g,每日 2 次。

四、分证论治

1.风水泛滥证

症舌脉:眼睑浮肿,继则四肢及全身皆肿,来势迅速,兼有恶寒发热,肢节酸楚,小便不利。偏于风热者,伴咽喉红肿疼痛,舌质红,脉浮滑数;偏于风寒者,兼恶寒,咳喘,舌苔薄白,脉浮滑或紧。如水肿较甚,亦可见脉沉。

病机分析:风邪袭表,营卫失和,内舍于肺,肺失宣降,不能通调水道,下输膀胱,水液代谢失常,则见眼睑浮肿,继则四肢及全身皆肿,来势迅速,小便不利,恶寒发热,肢节酸楚;风邪兼热,则咽喉红肿热痛,舌质红,脉浮滑数;若风邪兼寒,邪在肌表,卫阳被遏,肺气不宣,则恶寒发热,咳喘;若肿势较甚,阳气内遏,则脉沉或沉滑数,或沉紧。

治法:疏风利水。

方药运用:

(1)常用方:越婢加术汤加减。药用麻黄、羌活、防风、防己、桂枝、白术、猪苓、茯苓、泽泻、车前子、炙甘草。

本证主要由于风邪袭表,肺失宣降,不能通调水道而成,治当疏风宣肺,通调水道为主。方中麻黄发汗解表,宣肺利水,祛在表之风水,为君药;桂枝、羌活、防风助麻黄辛温解表之力,防己助麻黄祛风除湿之功,共为臣药;白术健脾化湿,猪苓、茯苓、泽泻、车前子利水渗湿,使湿邪从小便而出,为佐药;炙甘草调和药性,为使药。

(2)加减:风寒者,加苏叶;风热者,去羌活、桂枝,加生石膏、金银花、白茅根、芦根;若咽喉肿痛明显者,还可加板蓝根、桔梗、牛蒡子、土牛膝、射干清咽散结解毒;若咳喘较甚者,加前胡、杏仁、葶苈子、苏子降气止喘;若汗出恶风,卫阳已虚,复感外邪者,可用防己黄芪汤加渗利之品,以补气固卫,行水消肿;脾胃气虚者,加大枣、甘草、太子参。

(3)临证参考:本证由风遏水阻导致水肿,故治疗要疏风散邪,也要通利小便,有肺经症状者还须宣畅肺气,实为疏风、宣肺、利水之法。但疏风宜致微汗为佳,利尿也以适当为度,因汗出太多易伤及阳气,利水太过致阴液耗损。恢复期要防止反复感冒。

2.湿毒侵淫证

症舌脉:眼睑浮肿,延及全身,小便不利,身发疮痍,甚至溃烂,恶风发热,舌质红,苔薄黄,脉浮数或滑数。

病机分析:肌肤为脾肺所主,故肌肤疮痍,湿毒未能被及时清解消散,内归肺脾,使脾不能运化水湿,失其转输,使肺不能通调水道而水液代谢失调,出现小便不利,眼睑浮肿,延及全身;湿毒未解则见肌肤疮痍,甚至溃烂;肌表被湿毒所阻,营卫失和,故见恶风发热;舌红苔薄黄,脉浮数或滑数,为湿毒内蕴之象。

治法:清解利水。

方药运用:

(1)常用方:麻黄连翘赤小豆汤合五味消毒饮加减。药用赤小豆、连翘、金银花、野菊花、蒲公英、紫花地丁、紫背天葵、生麻黄、杏仁、炙甘草。

方中赤小豆解毒利水消肿为主药;辅以连翘清热散结,金银花、野菊花、蒲公英、地丁、紫背天葵清热解毒,麻黄、杏仁宣肺行水;炙甘草调和诸药,为使药。

(2)加减:脓毒甚者,重用蒲公英、地丁;湿盛而糜烂者,加苦参、土茯苓;风盛而瘙痒者,加白鲜皮、赤芍;大便不通者,加大黄、芒硝。

(3)临证参考:以清解疮毒为主,金银花、蒲公英、地丁剂量宜重,即使水肿时疮毒已愈仅留痕迹,也需注意清解。

3.水湿浸渍证

症舌脉:起病缓慢,病程较长,全身水肿,按之没指,以下肢为甚,小便短少,身体困重,胸闷,纳呆,泛恶,苔白腻,脉濡缓。

病机分析:水湿之邪,浸渍肌肤,壅滞不行,以致肢体浮肿,水湿内聚,三焦决渎失司,膀胱气化失常,所以小便短少;水湿日增而无出路,泛溢肌肤,所以肿势日甚,按之没指;水湿之邪下趋,故肿以下肢为甚;湿性黏腻,不易速化,故起病缓慢,病程较长;脾为湿困,阳气不得舒展,则见身重、神疲、胸闷、纳呆、泛恶;苔白腻,脉沉缓,亦为湿盛脾弱之象。

治法:通阳化湿利水。

方药运用:

(1)常用方:五皮饮合胃苓汤加减。药用泽泻、桂枝、苍术、白术、陈皮、桑白皮、生姜皮、大腹皮、猪苓、茯苓皮、生姜、大枣。

方中泽泻直达下焦肾与膀胱,利水渗湿为君药;茯苓、猪苓、桑白皮、生姜皮淡渗利水,增强君药利水渗湿之功,共为臣药;桂枝助膀胱气化,通阳化气以行水,苍术、白术燥湿健脾以化湿,陈皮、大腹皮调畅气机,行气利水,生姜、大枣调和营卫,补益中焦,均为佐药;大枣又能调和诸药,亦为使药。

(2)加减:肿甚而喘者,可加麻黄、杏仁、葶苈子;寒湿偏盛,中焦不运,脘痞腹胀者,可加厚朴、干姜、川椒目温脾化湿,行气宽中;卫表阳虚,汗出怕风者,加生黄芪、防风以护卫固表。

(3)临证参考:本证为寒湿困脾,脾阳失展,土不制水,故宜温脾通阳,化湿利水,用药宜温燥,不宜寒凉,这是治疗本证的关键。

4.湿热壅盛证

症舌脉:遍身浮肿,皮肤绷急发亮,胸脘痞闷,烦热口渴,小便短赤,或大便干结,苔黄腻,脉沉数或濡数。

病机分析:湿热之邪壅于肌肤经隧之间,三焦水道不利,则遍身浮肿而皮肤绷急发亮;湿热壅滞,气机升降失常,则胸脘痞闷;热盛消耗津液则见烦渴,小便短赤,或大便干结;苔黄腻,脉沉数或濡数,均为湿热之征象。

治法:分利湿热。

方药运用:

(1)常用方:疏凿饮子加减。药用商陆、槟榔、赤小豆、川椒目、黄柏、木通、茯苓皮、大腹皮、泽泻、生姜、炙甘草。

方中商陆通利二便,泻下逐水,使在内之水邪从下而夺为君药;赤小豆、川椒目、黄柏、木通清热利湿以消肿,茯苓皮、大腹皮、泽泻通利小便,利水渗湿消肿,共为臣药,其中槟榔、大腹皮又可行气导滞,取气行水行之意;炙甘草调和药性,是为使药。诸药合用使水邪分消走泄,湿热之邪得以清利,则肿势自消。

(2)加减:湿热下注膀胱,伤及血络,见尿痛、尿血等症者,加大蓟、小蓟、白茅根以凉血止血;若腹满不减,大便不通,体质尚实者,可加生大黄、黑白丑攻逐二便,或合用己椒苈黄丸,以助攻泻之力,使水从大便而泻;若肿势严重,兼见气粗喘满,倚息不得卧,脉弦有力者,为水在胸中,上迫于肺,肺气不降,宜泻肺行水为主,可用五苓散、五皮饮等方合用葶苈大枣泻肺汤、三子养亲汤以泻胸中之水;若湿热久羁,化燥伤阴,水肿兼见口咽干燥、大便干结等津液亏耗之症状者,可用猪苓汤,既能滋阴,又可清利水邪。

(3)临证参考:本证肿势严重,上下表里分消,单一治法难以见效。如掌握时机,短暂采用攻逐之法,多可转机取效。用攻逐法要细心观察病情,以防伤及正气,必须中病即止,不可过剂。亦可攻补兼施,或攻补交替结合,以防损伤正气。

5.气滞水停证

症舌脉:肢体或全身水肿,胁肋满痛,脘腹痞满,纳食减少,嗳气不舒,面色、爪甲苍白无华,小便短少,舌淡苔薄白或白滑,脉弦。

病机分析:肝主疏泄,调畅气机,肝气不舒,气机不畅,可致三焦水道不通而发为肢体或全身水肿,小便短少;肝气郁结,则胁肋满痛;肝木克脾土,则见脘胀痞满,纳食减少,嗳气不舒;气滞水停,肌肤失养则见面色、爪甲苍白无华;舌淡、苔薄白、脉弦为气滞水停所致。

治法:行气利水。

方药运用:

(1)常用方:柴胡疏肝散合胃苓汤加减。药用北柴胡、枳壳、制香附、厚朴、苏梗、茯苓、白术、猪苓、泽泻、芍药、川芎、炙甘草。

方中柴胡、枳壳、香附、苏梗疏肝理气,厚朴温燥行气,调畅气机,使气行水行;茯苓、白术健脾化湿;猪苓、泽泻渗湿利水消肿,均为主药;辅以川芎行气活血,取血为气母,和血以行气,芍药养血柔肝,条达气机;炙甘草调和药性为使药。

(2)加减:若胁腹胀满较甚者,可佐入木香、陈皮、青皮、谷芽、麦芽等健脾理气之品;气病及血,症见胁肋刺痛,舌有瘀点,脉细涩者,可加桃仁、红花、地鳖虫、丹参、郁金等活血化瘀;倦怠无力,少气懒言,气虚较甚者,加党参、黄芪、黄精以益气;口苦,小便黄为气郁化热,加茵陈、虎杖、黄连等清热利湿。

(3)临证参考:本证由肝失疏泄而致,故用疏肝理气,除湿散满之法,以气行则水行之意。

6.气虚水溢证　症舌脉:浮肿,尤以下肢明显,按之凹陷,有时晨起面浮较甚,纳少便溏,倦怠无力,腰背酸痛,胫膝酸软,动则气短,尿有余沥,舌淡红,舌边常见齿痕,苔薄白,脉细弱。

病机分析:气虚则人体气化功能减退,不能化水,开阖失司而水湿泛滥,故浮肿;水性重着下趋,则以下肢浮肿明显，按之凹陷；晨起阳气初生，温煦不足则有时见晨起面浮较甚；脾气不足，运化失司，则纳少便溏，倦怠无力；肺气不足，动则气短；肾气亏损，肾精不足，不能主骨生髓，则见腰背酸痛、胫膝酸软，开阖失司则见尿有余沥；舌淡红，边常有齿痕，苔薄白，脉细弱，均为气虚之象。

治法：补气利水。

方药运用：

(1)常用方：防己黄芪汤合参苓白术散加减。药用生黄芪、党参、防风、防己、炒白术、茯苓皮、生薏苡仁、山药、车前子、杜仲、炙甘草。

方中黄芪、党参补益元气，化气以行水，治病之本，故为君药；防风、防己祛风除湿，助卫行水，白术、山药健脾运湿以化水，茯苓皮、生薏苡仁、车前子渗湿利水，助君药以奏补气利水之功，共为臣药；杜仲补肾益精，利下焦之湿为佐药；甘草调和药性，为使药。

(2)加减：若脾虚气滞者，加木香、香橼、佛手、大腹皮；若腹水明显，腹胀难忍，步履艰难，甚则腹大不能起床者，加大腹皮、生姜皮、陈皮、鸡内金等以运脾利水、消滞疏中；若气分药不效，可寻求于血分，合桃红四物之类；若从脾治不效，亦可从肝络瘀阻论治，重用养肝和络之药，如当归、白芍、枸杞子、红花、桃仁等；病程日久，脾病及肾，以肾气不足为主者，可加济生肾气丸治疗；心气不足为主者，用归脾汤或炙甘草汤加赤小豆、丹参、益母草等。

(3)临证参考：气虚水肿，治疗重在补气，用大剂量黄芪补气利水，同时可配防风，以防大剂量黄芪导致中焦胀滞。补气的同时，应注意虚在何脏，辨证准确，才能提高疗效；气虚运血无力，多兼有络脉瘀阻，加重水肿，故治疗时酌加活血通络利水之药。

7.脾阳虚衰证

症舌脉：身肿，腰以下为甚，按之凹陷不易恢复，脘腹胀闷，纳减便溏，面色萎黄，神倦肢冷，小便短少，舌质淡，苔白滑或白腻，脉沉缓或沉弱。

病机分析：脾阳虚衰，中阳不足，气不化水，水液趋下，以致下焦水邪泛滥，故身肿，腰以下为甚，按之凹陷不易恢复；脾虚运化失司则见脘腹胀闷，纳减便溏；脾虚气血生化乏源，肌肤失充，则见面色萎黄；阳不温煦，则神疲肢冷；阳不化气，则水湿不行，小便短少；舌淡苔白滑或白腻，脉沉缓或沉弱均为阳虚之象。

治法：温阳健脾利水。

方药运用：

(1)常用方：实脾饮加减。药用炮附子、干姜、白术、桂枝、茯苓皮、椒目、车前子、大腹皮、木香、生姜、大枣、炙甘草。

方中附子温肾以助气化，行阴水之停滞，干姜温脾阳以助运化，散寒水之凝结，二药温养脾肾，扶阳抑阴，共为君药；辅以白术、茯苓、车前子健脾燥湿，渗湿利水，使水湿从小便而利，桂枝、椒目温阳散寒，化气行水，大腹皮、木香行气导滞，令气行湿化；佐以生姜、大枣益脾和中；炙甘草调和诸药，为使药。

(2)加减：若湿邪内盛，脘闷腹胀，苔厚腻者，可加苍术、厚朴以燥湿健脾，理气消胀；若气短声弱，气虚甚者，可加人参、黄芪健脾补气；若小便短少，可加猪苓、薏苡仁、泽泻增强渗利水湿之功；若脾胃虚弱明显者，治当健脾化湿，以健脾为主，不宜过于分利，可用参苓白术散加减。

(3)临证参考：脾阳虚衰，脾气亦虚，治疗本证的原则，一是补脾阳，用附子、干姜、桂枝、川椒之类；二是补益脾气，用党参、黄芪、白术、山药之类；三是健脾渗利，用猪苓、茯苓皮、薏苡仁、车前子之类。不可过用逐水之剂，待脾之阳气来复，病可转机，水肿可消。

8.肾阳衰微证

症舌脉：面浮身肿，腰以下尤甚，按之凹陷不起，心悸，气促，腰部冷痛酸重，尿量减少或增多，四肢厥冷，怯寒神疲，面色晦滞或㿠白，舌质淡胖，苔白，脉沉细或沉迟无力。

病机分析：肾阳虚衰，开阖、气化失司，阴盛于下，水湿潴留难去，而致水肿迁延日久，面浮身肿，腰以下尤甚，按之凹陷不起；肾阳虚衰，则腰部冷痛酸重；肾阳为一身阳气之本，肾阳不足，心阳亦亏则见心悸、气促；阳虚不能温煦形体，则四肢厥冷，怯寒神疲，面色晦滞或㿠白；肾阳不足，膀胱开阖不利则见尿少或尿量增多；舌质淡胖，苔白，脉沉细或沉迟无力亦为阳虚水盛之候。

治法：温肾利水。

方药运用：

(1)常用方：济生肾气丸合真武汤加减。药用熟附片、鹿角片、巴戟天、淫羊藿、熟地黄、山药、山茱萸、白术、茯苓、泽泻、车前子、桂枝。

方中附子大辛大热，温肾助阳，化气行水，兼暖脾土，以温运制水，为君药；鹿角片、巴戟天、淫羊藿温运肾阳，助君药峻补命门之火，共为臣药；熟地黄、山药、山萸肉补益肾阴，以取阴中求阳，则生化无穷之意，茯苓、泽泻、车前子利水渗湿，使水湿从小便而出，白术健脾燥湿以利水，桂枝助膀胱化气行水，共为佐药。

(2)加减：小便清长量多者，去泽泻、车前子，加菟丝子、补骨脂温固下元；心悸、唇绀、脉虚数或结代者，重用附子、桂枝，加炙甘草、丹参以温阳化瘀；若见喘促、汗出、脉虚浮而数者，可加人参、蛤蚧、五味子、煅牡蛎，或吞服黑锡丹以防喘脱；若病程缠绵，复感外邪，症见发热恶寒，肿势增剧，小便短少，以越婢汤为主，酌加党参、菟丝子等补气温肾之药；病至后期，如水肿反复发作，精神疲惫，腰酸遗精，口咽干燥，五心烦热，舌红，脉细弱者，用左归丸加泽泻、茯苓、冬葵子；若兼有头晕头痛，心悸失眠者，可用左归丸加重镇潜阳之品，如龙骨、牡蛎、珍珠母、鳖甲等；若见神倦欲睡，泛恶，甚至口有尿味者，宜炮附子合大黄、吴茱萸、黄连、茯苓、陈皮、竹茹、代赭石、六月雪等。

(3)临证参考：本证为阴水重证，阳虚阴盛，本虚而标实，故治疗重在温阳，主药为附子，剂量宜重，可用 30~60g，但用时须久煎，以去其毒性而存温阳之效，见效即可减量，且需与补肾药同用。同时还须适当配伍补阴之品，可阴中求阳，并可防阳旺之偏。阳虚水肿，反复不愈，正气日衰，复感外邪，则兼风水之证，可急则治标，暂按风水论治，但因属本虚标实之证，故治疗时要顾及正气虚衰的本质，需扶正祛邪，不可过用表药，可酌加健脾温肾之品。临床以脾肾阳虚水肿多见，可温补脾肾，利水消肿，治疗时要注意区别脾、肾的轻重主次，有所侧重地进行治疗。

9.气阴两虚证

症舌脉：浮肿日久，气短乏力，纳少腹胀，手足心热，口干咽燥，头目眩晕，舌红少苔或舌淡而边有齿痕，脉细数或细弱。

病机分析：气虚则机体气化功能减弱，无以化水，运水无力，阴虚则无以化气，气虚更甚，则水液停聚，发为水肿，日久不消；气短乏力，纳少腹胀，舌淡，边有齿痕，脉弱为气虚之征；手足心热，口干咽燥，头目眩晕，舌红少苔，脉细数为阴虚之象。

治法：益气养阴利水。

方药运用：

(1)常用方：防己黄芪汤合六味地黄丸加减。药用生黄芪、生熟地、太子参、山药、枸杞子、山萸肉、紫河车、二至丸、防己、茯苓皮、生薏苡仁、续断、车前子、芦根、白茅根。

方中黄芪鼓动阳气，疏其壅滞，补益肺气，使肺能通调水道，生熟地黄补肾填精，大补肾阴，二药合用气阴双补，故为君药；太子参助黄芪益气健脾，山药、枸杞子、山萸肉、二至丸、紫河车助生熟地补益肾阴之功,共为臣药;茯苓皮、生薏苡仁、车前子淡渗利水消肿,防己祛风行水,配黄芪疏散在表之水湿,白茅根、芦根清热生津利水,续断温阳补肾,有阳中求阴之意,共为佐药。

(2)加减:阴虚尿少者,加沙参、麦冬;气虚偏重者,重用黄芪,并加党参、白术;精气亏虚较甚者,加何首乌、天冬、阿胶等。

(3)临证参考:本证气虚阴虚,水湿逗留,补气药重用生黄芪、太子参;滋阴药不用大剂厚味,以滋阴而不恋邪为宜;利水时要防伤阴。平补气阴药长期服用,气阴得复,肿自消退。

10.瘀血阻络证

症舌脉:浮肿日久,面唇、肤色晦滞黧黑,腹部青筋暴露,妇女经色黯红有紫块,经少经闭,或肿势严重,舌紫黯或见瘀点,脉涩。

病机分析:久病入络,络脉瘀阻,水道不通,水渗肌肤则浮肿日久不消,或肿势严重;面唇、肤色晦滞黧黑,腹部青筋暴露,妇女经色黯红有紫块,均为瘀血内阻之象;瘀血不去,新血不生,日久血亏则经少经闭;舌紫黯或有瘀点,脉涩,亦为瘀血所致。

治法:活血通络利水。

方药运用:

(1)常用方:桃红四物汤合血府逐瘀汤加减。药用桃仁、红花、当归、川芎、赤芍、丹参、赤小豆、生黄芪、党参、牛膝、益母草、马鞭草、泽兰。

方中桃仁、红花活血化瘀通络,川芎、当归、赤芍、丹参养血活血通络,共为主药;辅以赤小豆健脾利水通络,生黄芪、党参健脾益气通络,牛膝补肝肾,引血下行以利水湿,益母草、马鞭草、泽兰活血祛瘀,利水消肿通络。

(2)加减:气滞者,加延胡索、郁金;阳不足者,加淫羊藿、紫河车、白术;水肿明显者,加连皮茯苓、薏苡仁、车前子;瘀血不去者,加参三七及土鳖虫、蜈蚣、全蝎、地龙等虫类药以搜剔经络之瘀血。

(3)临证参考:本证水肿,瘀血不去,则水肿不退。因气行则血行,气滞则血瘀,故需配补气行气之品以助化瘀。又瘀血不去,新血不生,故常伍养血活血之药。

五、其他疗法

1.中成药

(1)人参健脾丸:每次1丸,每日2次。适用于脾胃虚弱型水肿者。

(2)金匮肾气丸:每服6g,每日2次。适用于肾阳不足型水肿者。

(3)六味地黄丸:每服6g,每日2次。适用于肾阴不足型水肿者。

2.单验方

阳水水盛时酌情逐水,可选用:

(1)控涎丹:胸水明显,已用各种方法治疗仍顽固不消者,可小剂量服用控涎丹,用时剂量由小到大,每日用量1.5~4.5g,晨起空腹顿服,用淡姜汤或温开水送下。一般连续服3~5天即停,见效后即减量,服后腹痛、腹泻较剧者,立即停药,防止伤正。

(2)大戟枣:大枣150g,放在锅内,加水,以上没四指为度,大戟并根苗30g,入锅同煮,待熟,去大戟吃枣,分4~6次服,每日2~3次。

(3)商陆豆:商陆15g,绿豆30~50g,煮熟去商陆,可服1周,不宜久服。

(4)苦葫芦瓢30g,微炒为末,每日粥饮服3g,功专利水。

(5)干燥玉米须50g,加水600 mL,用温水煎煮20~30分钟,或煎至300~400 mL,经过滤而口服,每日1剂。

阴水水不盛时,扶正可选用:

（1）黄芪鲤鱼汤：生黄芪 50g，鲤鱼 1 条 500g 左右，生姜 30g，葱 60g，炖汤不放盐，喝汤吃鱼。

（2）黄芪苡米粥：用生黄芪 60g，生薏仁 50g，煮成稀粥，长期食之。

（3）黄芪山药粥：生黄芪 60g，山药 60g，每日 1 剂，煎汤服。

3.针灸

针刺脾俞、肾俞、阴陵泉、三阴交、足三里、命门、丰隆、水分，采用弱刺激手法。可酌情加灸。

【转归与预后】

一般说来，风水泛滥证、湿毒侵淫证、水湿浸渍证、湿热壅盛证、气滞水停证多起病较急，常见于疾病早期，属阳水，经及时正确的治疗，预后较好，多在 3～7 天内可消肿。肿退后，善后调理，正气渐复，可以治愈。部分阳水患者亦可因失治、误治，调理不善，致正气渐虚，水肿反复发作，迁延日久可转为虚实夹杂之证或阴水，使病情加重。气虚水溢证、脾阳虚衰证、肾阳衰微证、气阴两虚证，多起病缓慢，病程较长，常见于疾病的中晚期，但经正确治疗，细心护理，注意摄生及善后调理，可致水肿渐消，食欲日增，精神渐复，脉象和缓，病情好转。治疗不能急于求成，不要轻易改法易方，应谨守病机，稳步前进，才能见效。如治疗不当，或治疗不彻底，水肿反复发作，此时正虚邪恋，缠绵不愈，或水肿虽退，而脏气不复，脾肾虚弱，脾虚不能化生水谷，肾虚不能封藏精微，一时难以恢复，渐渐转为虚劳损途，表现为脏腑气血阴阳亏损，迁延难复。若此时能从健脾益肾，益气填藏精血，长期调养，力求好转与长期稳定，部分患者亦可痊愈。

若水肿病起日久，反复发作，突然出现心悸、唇绀、气急、喘促不能平卧，此为水邪上逆心肺之变；或出现小便不通，呕吐不止，此为水湿蕴久成浊，浊邪阻闭三焦而成关格；或见衄血、下血，为水浊伤及血络；或见神昏谵语，肢体震颤，此为水浊上蒙心包，肝风内动之证。凡此种种，预后多不良，每可产生脱变，虽经积极抢救，也难以脱离险境。

【护理与调摄】

患者要充分休息，保证睡眠，避免疲劳。

要防止感染。严防感冒、扁桃体发炎或其他上呼吸道感染的发生。其次要保持皮肤清洁，预防皮肤感染，卧床病人应经常变换体位，保持床上平整干燥，预防褥疮发生。未婚水肿者，应在病情稳定 2～3 年后再考虑结婚，婚后也要节制房事。

注意精神调养，要保持心情舒畅，树立战胜疾病的信心。

要合理安排饮食，做到饮食有节，宜忌得当。首先注意忌盐。水肿初起，或浮肿较甚者，应给予无盐饮食；肿势减退后，可逐渐改为低盐饮食。其次，不宜进食有碍脾胃运化的滋腻、肥甘之物。忌食发物、辛辣、烟酒等刺激性物品。切忌暴饮暴食，过食生冷寒凉之品。

要慎用某些药物。卡那霉素、庆大霉素等对肾有损害，中药木通、雷公藤、马兜铃等也有伤肾作用，要慎用。也不要滥用滋补之品。

【预防与康复】

一、预防

本病患者宜经常锻炼身体，增强体质。生活起居有常，注意个人卫生，提高自身抗病能 5 力，防止外邪侵袭。饮食有规律，劳逸适度，房室有节，慎用伤肾药物，有病早治。

二、康复

水肿消退后，邪气已尽，正气未复，当根据气血阴阳脏腑虚损不同，进行有效康复治疗。药物康复宜以健脾益肾为主法长期服用，精心调理，巩固疗效。食疗康复可采用黄芪粥。即黄芪 30～60g，生薏苡仁 30g，鸡内金 9g，赤小豆 15g，糯米 30g，金橘 2 只，白糖 1 匙，煎煮成粥，常服。针灸可用平补平泻法，选用肾俞、脾俞、三焦俞等，隔日 1 次，亦可加艾灸或行温针。此外还可酌情选择各种体育锻炼方法进行长期锻炼,增强体质。

【医论提要】

早在《内经》时代,中医学对水肿病已有了较为系统与明确的认识。《内经》中出现了风水、石水、涌水的名称,对水肿症状已作详细描述,如《灵枢·水胀》说:"水始起也,目窠上微肿,如新卧起之状,其颈脉动,时咳,阴股间寒,足胫肿,腹乃大,其水已成矣。以手按其腹,随手而起,如裹水之状,此其候也。"《素问·评热病论》中说:"诸有水气者,微肿先见于目下也。"对水肿的病机病位,《素问·至真要大论》言:"诸湿肿满,皆属于脾。"《素问·阴阳别论》指出:"三阴结谓之水"。《素问·水热穴论》说:"故其本在肾,其末在肺……肾者胃之关也,关门不利,故聚水而从其类也。上下溢于皮肤,故为胕肿,"又说,"水病下为胕肿大腹,上下喘呼不得卧者,标本俱病。故肺为喘呼,肾为水肿。肺为逆不得卧,分为相输,俱受者,水气之所留也"。

张仲景《金匮要略·水气病脉证并治》按表里上下把水肿分为风水、皮水、正水、石水、黄汗5种类型;又由五脏发病的机制与证候,言及心水、肝水、肺水、脾水、肾水。

《中脏经·论水肿脉证生死候》充分认识到水肿病之危重难愈,指出:"人中百病,难疗者莫过于水也。水者,肾之制也。……又三焦壅,荣卫闭络,血气不从,虚实交变,水随气流,故为水病"。

隋·巢元方《诸病源候论·水肿病诸候》将水肿划分成"十水候";同时指出了水肿病与肾、脾、胃三脏密切相关,说:"肾者主水,脾胃俱主土,土性克水,脾与胃合,相为表里,胃为水谷之海,今胃虚不能传化水气,使水气渗溢经络,浸渍脏腑,脾得水湿之气,加之则病,脾病则不能制水,故水气独归于肾,三焦不泻,经络闭塞,故水溢于皮肤,而令肿也",又说,"水病者,由脾肾俱虚故也……令人上气体重,小便黄涩,肿处按之,随手而起是也"。巢氏还提出:"水病有五不可治:第一唇黑伤肝,第二缺盆平伤心,第三脐出伤脾,第四足下平满伤肾,第五背平伤肺……脉沉者水也,脉洪大者可治,微细者死。"对比于现代临床,由于心、肺、肝或肾等脏器功能的衰竭,均可出现类似的水肿症候。这些认识早在公元7世纪初已在祖国医学中提出,的确是难能可贵的。

金元医家刘完素在其《素问玄机原病式·六气为病》中认为:"故诸水肿者,湿热之相兼也。"《丹溪心法·水肿》辨水肿阴阳,提出阴水、阳水之概念,对后世水肿病辨证论治影响甚深。朱丹溪又从症状分析看:"若遍身肿,烦渴,小便赤涩,大便闭,此属阳水";"若遍身肿,不烦渴,大便溏,小便少,不赤涩,此属阴水。"明代医家秦景明辨外感与内伤肿胀,外感肿胀又有湿热与寒湿之分。李梴《医学入门·水肿》指出:"阳水,多外因涉水冒雨,或兼风寒暑气而见阳症;阴水,多内因饮水及茶酒过多,或饥饱劳役房欲而见阴症。阳水,先肿上体肩背手膊手三阳经;阴水,先肿下体腰腹胫肘足三阴经。故男从脚下肿起,女从头上肿起者为逆,阴阳微妙如此。"民间多有"男从脚下而肿上,女从头上而肿下,皆难治"之说。李氏之论道破机关,即男属阳,若伤于三阴经,水肿发于足肘为里证;女属阴,若伤于三阳经,水肿发于头面,则为逆证;二者俱为危候。此亦在辨阳水阴水之范畴。时至明清,对于水肿病病位病机的认识更趋成熟,主要归结于肺脾肾三脏。明代王绍隆、张景岳、李中梓以及清代的徐灵胎、沈金鳌等医家均持此说,然各有偏重。张景岳主张助气化兼补命门:"盖脾土非命门之火不能生,肺气非命门之水不能化",又说:"所谓气化者,即肾中之气也,即阴中之火也。阴中无阳,则气不能化,所以水道不通,溢而为肿"(《景岳全书·杂证谟·肿胀》)。清代林佩琴亦云:"所谓气化者,即右肾命门真火也。火衰则不能蒸动肾之关门,而水聚焉。以蒸动其关,积水始下,以阳主开也"(《类证治裁·肿胀》)。

关于水肿病的治疗溯源于《内经》。《素问·汤液醪醴论》:"平治于权衡,去宛陈莝,微动四极,温衣,缪刺其处,以复其形。开鬼门洁净府,精以时服,五阳四布。疏涤五脏,故精自生,形自盛,骨肉相保,巨气乃平。"

《金匮要略·水气病脉证并治》指出："诸有水者，腰以下肿，当利小便；腰以上肿，当发汗乃愈。"清代医家沈金鳌在阐发《内经》、仲景治疗原则时说："肿在腰以上者，宜发汗，即经所谓开鬼门也；肿在腰以下者，宜利小便，即经所谓洁净府也；上下分谓，使阴阳平治，水气可去，即经所谓去宛陈莝是也。然治其标而已，尤当理气养脾，以治其本，使脾气实而健运，则水自行。"又说："凡病皆本于阴阳，通表利小便，乃宣经气利以驱水，是阴病治法。治肺以轻开上，治脾必佐温通。"（《杂病源流犀烛·卷五·肿胀源流》），沈氏强调给邪以出路，并分清阴阳标本虚实。

张景岳在水肿病治疗中极其推倡薛立斋之加减金匮肾气汤，旨在助命门气化。当然张氏并未忽视临证因热致肿的方面，"凡素禀阳盛，三焦多火而病为水肿者，其证必烦渴、喜冷，或面赤、便结，或热而喘嗽，或头面昏肿，或脉见滑实。此湿热相因，阴虚之证也。凡辛香燥热等剂，必所不堪，宜用六味地黄汤加牛膝、车前、麦冬之类，大剂与之。其有热甚者，宜加减一阴煎（生地黄、芍药、麦门冬、丹参、熟地黄、牛膝、甘草）加茯苓、泽泻、车前之类主之"。另有一种特殊情况，类于当今所谓酒精性肝病，《景岳全书·杂证谟·肿胀》所谓"凡年少纵酒，致为湿热所乘"。对于元气尚强，脉实有力者可用利水逐水之剂，当如禹功散（黑牵牛、茴香）、导水丸（大黄、黄芩、滑石、牵牛）之属。但张氏又强调逐水利水之剂的应用，必须处理好虚实攻补的关系，不能不顾人之虚实不虑人之死生，不能妄用、滥用与过用，以免研伤人体正气。总之，水肿病多由于人体正气虚败，精血化为水湿，所以温脾肾，助命火、行气化当为正治之法。

《临证指南医案》中华岫云总结叶天士水肿治验为："有湿在下者，用分利；有湿在上中下者，用分消；有湿而著里者，用五苓散，通达膀胱；有湿郁热兼者，用半夏泻心法，苦辛通降；有湿热气郁者，用鸡金散（鸡内金、沉香、砂仁、陈皮、香橼皮）加减，消利并行；有气血郁积，夹湿之邪，久留而不散，用小温中丸，清理相火，健运中州；有湿热与水寒之气交横，气喘溺少，通身肿胀者，用禹余粮丸，崇土制水，暖下泄浊；有寒湿在乎气分，则用姜、附；有寒湿入于血分，则用桂、附；有湿上甚为热，则用麻、杏、膏、苡等味，清肃上焦之气；有湿下著为痹，则用加味活络等剂，宣通下焦之郁；有藉乎薤白、瓜蒌者，滑润气机之痹结于腹胁也；有藉乎制黄、归尾者，搜逐血沫之凝涩于经隧也；有藉乎玉壶、控涎、神保（木香、胡椒、干蝎、巴豆）、神芎者，视其或轻或重之痰饮水积而驱之也。此皆未损夫脏气，而第在腑之上下，膜之表里者也。若有胃阳虚者，参、苓必进；脾阳衰者，术、附必投；更有伤乎肾者，则又需加减八味、济生等丸矣。其他如养阳明之大半夏汤，疏厥阴之逍遥散，盖由证之牵连而及，是又案中法外之法也已。"昕论中肯精当，随证圆机变通，纵横开阖，妙法连珠。

对于水证与血证关系，清代唐容川论述说："血结亦病水，水亦病血"，二者互为因果。徐大椿有："血瘀浮肿，宜破瘀以通其经隧；火衰浮肿，宜补火以滋其化源"之说。

当代名医方药中总结水肿病治疗时说："汗、利、温、补为药物治疗水肿之四种基本方法。所应说明者，这四种方法并不是孤立的，而往往是相互联系，相互配合。发汗剂中，往往合用利尿药；温补药中，有时亦须配合发汗剂或利尿剂。"（《医学三字经浅说·水肿》）

【医案选粹】

案一

丹溪治一妇，血气俱虚，患单腹胀。因气馁不能运化，濒死。但手足面目俱肿，气尚行，阳分犹可治。遂以参、术、芎、归、白芍以敛胀；滑石、腹皮以敛气；苏、桔、葡子、陈皮以泄满；海金沙、木通利水；木香运气而愈。注：补泻兼行法。

案二

庄季裕云：子自许昌遇金狄之难，忧劳艰危，冲冒寒暑，避地东方。丁未八月，抵四滨感疟虐。既至秦川，为医妄治，荣卫衰耗。明年春末，尚苦肘肿，腹胀气促，不能食而大便利，身重足痿，杖而后起。得陈了翁家传,为灸膏肓俞。自丁亥至癸巳积三百壮。灸之次日即胸中气平,肿胀俱消,利止而食进。甲午已能肩舆出谒,后再报之。仍得百壮,自是疾症顿减,以至康宁时亲旧间见此殊功。后灸数人,宿痼皆除。孙真人谓若能用心方便,求得其穴而灸之,无疾不愈,信不虚也。

案三

唐某,女,20岁。一身悉肿半年,同时经闭,用疏风宣肺、通阳利水等法少效。面部浮肿,腹部有移动性浊音,下肢按之没指,形体消瘦,面色黯黄,脉象细弱,尿蛋白(＋＋＋)。此属血化为水,治当活血化瘀。

生黄芪9g　桂枝尖4.5g　赤芍药9g　西当归9g　单桃仁9g　杜红花4.5g　川芎4.5g　马鞭草15g　路路通9g　福泽泻9g　泽兰草15g

上方服1月,腹水及下肢浮肿逐渐消退,面色转红润,但月经尚未来潮。尿检:蛋白(＋＋),红细胞(＋),颗粒管型(＋)。以原方加大黄䗪虫丸9g,一日分二次吞服。一周后月经来潮,色紫量多,夹有血块。经来之后,水肿迅速消退。尿检结果好转:蛋白(＋),红细胞管型(－)。治法转从气血双调,培补正气。后来信云,尿蛋白已消失,完全恢复健康。

【现代研究】

一、肾病综合征

肾病综合征是由多种病因引起的临床综合征,西医临床常用糖皮质激素及细胞毒类药物治疗,取得了一定疗效,但存在着易复发、易产生糖皮质激素依赖和毒副作用大等问题。而近年采用中医药或中西医结合治疗,确有疗效,并已积累了大量经验。

(一)病因病机研究

毛以林认为本病病理关键在于本虚标实,其病理特点可归纳为"虚"、"壅"、"漏"三字。陆广莘认为该病"其本在肾,其末在肺",是由全身气化功能障碍、脏腑机能低下而导致的。张琪认为脾肾虚损是本病的病机关键,水湿、湿热、瘀血是本病的主要病理产物。郑平东认为其病机为肺脾肾三脏功能失调,脾肾两虚,气血阴阳不足,水液代谢紊乱,湿浊潴留,精微外泄所致。

(二)证候学与辨证规律研究

罗月中等观察发现,在糖皮质激素应用过程中中医证型的变化规律,发现本病大、小剂量应用糖皮质激素时,中医证型本证由阳虚或阴阳两虚向阴虚转化,糖皮质激素维持量时,阳虚、阴阳两虚又占多数;而标证在糖皮质激素治疗中由水湿、湿热、热毒,向湿热、热毒、血瘀、气滞,血瘀、气滞转化;这种变化与糖皮质激素用量有关。刘宝厚认为肾病综合征主要证型为阴虚、气阴两虚、阴阳两虚。

(三)治则治法研究

聂莉芳对难治性肾病综合征采用调理脾胃法治疗。袁斌等提出肺脾不足是小儿肾病综合征复发的主要内因,提出健脾补肺是肾病缓解期的主要治疗方法,可以减少水肿的复发。张镜人主张肾病综合征健脾益肾并重,泄浊扶正兼顾。病变早期水肿较甚,以标实为主,需辨湿热,水停之偏盛;后期水肿退后,尿蛋白持续不消,病变重在脾肾两虚,辨证时需注意气虚、阳虚之不同。在整个病变过程中,以脾肾功能失调为重心。

(四)辨证用药研究

孙继芬提出,治疗水肿的关键在于治脾,以健脾燥湿贯穿于始终。常实行三步疗法:一步用藿香正气散加大量黄芪;二步以六君子汤加黄芪与六味地黄丸交替服用;三步则以山药黄芪粥以巩固。郑建民提出:在肾病的早期,应以祛邪为主,预、防复发为治疗原则。如早期湿邪盛者常用金银花、菊花、黄芩、连翘、鱼腥草、蝉蜕等以清热解毒、祛风解表;热伤血络者常用地锦草、紫珠草、仙鹤草等以清热凉血止血。在后期,若脾虚明显者,常加白术、茯苓、山药、薏苡仁以健脾利湿;中焦湿浊明显者,常用藿香、白豆蔻、半边莲、半枝莲、六月雪等清热化浊;在辨证运用中药的基础上,结合现代中药药理研究成果,采用辨证与辨病相结合方法指导用药。如血压高者,常用黄芩、葛根、菊花、杜仲;血脂高者,加用焦山楂、绞股蓝等;尿中红细胞多者,重用三七粉、茜草、大蓟、小蓟等清热凉血止血药。

二、IgA 肾病

IgA 肾病在中国约占原发性肾小球疾病的 30%～40%,本病至今尚无有效治疗西药,中医药在治疗 IgA 肾病中取得了一定效果。

(一)病因病机研究

目前大多数医家认为 IgA 肾病的病性多属本虚标实,虚实夹杂之证。本虚是 IgA 肾病发病的根本原因,在疾病过程中,往往因虚致实,产生以热毒、湿热、瘀血为主的标实之证,而热毒、湿热、瘀血又成为使病情恶化加重的病理因素。陈以平认为先天禀赋薄弱、阴虚气少是其发病的始动因素,而湿热毒瘀之病理不但参与疾病的发生,更是导致疾病恶变的主要病理因素。

(二)证候学与辨证规律研究

聂莉芳等对 15 年来我国 IgA 肾病中医证候学研究分析发现,IgA 肾病最常见的主要证型依次应该是气阴两虚、肝肾阴虚、脾肾气虚、脾肾阳虚。常见的兼证为热毒、瘀血、湿热。姚国明等研究发现 IgA 肾病以气阴两虚证为中心证候,在虚证基础上可兼夹肾络瘀痹证和(或)风湿内扰证。王永钧等研究认为 IgA 肾病从虚、瘀、风湿 3 型论治辨治方案更符合 IgA 肾病的证候谱、病机及其演变规律,具有执简御繁、实用有效的优点。

(三)治则治法研究

陶筱娟治疗 IgA 肾病血尿提出正虚为本、重视脾胃;风热为因、急则治标;瘀血为变、酌以活血,并指出临证活血化瘀药当用凉润而不可过用辛燥破血之品。聂莉芳主张治疗辨病期与辨证相结合,急性发作期以治标为先,慢性迁延期注重益气滋肾,并根据其观察到 IgA 肾病血尿因热因虚而致者多见,因瘀而致者少见,而提出注意止血药的归经、慎用活血化瘀药。陈以平提出息火宁络,化瘀通络,补虚充络的治疗原则。

(四)辨证用药研究

杜雨茂主张治疗 IgA 肾病应将补气养阴,化瘀宁络之法贯彻始终;因人、因病情而异,分级分阶段,辨证分析,辅用其他治法;IgA 肾病中Ⅰ、Ⅱ、Ⅲ级临床表现以血尿(肉眼或镜下)为主者,以养阴清热,凉血止血为治法。侯卫国等研究发现,黄芪桂枝五物汤治疗脾肾阳虚型 IgA 肾病,对降低蛋白尿及血尿均有效,对改善临床疲倦乏力,腰背酸痛,面肢浮肿,畏寒肢冷等症状有明显疗效,且疗效优于潘生丁对照组。

第二节　淋　病

【定义】

淋病是指小便频急短涩,滴沥刺痛,小腹拘急,或痛引腰腹的疾病。淋病初起主要是湿热蕴结下焦,膀胱气化不利,久病则由实转虚。若肾气已虚而湿热未净,形成肾虚而膀胱湿热的虚实夹杂之证。后期亦可致肾阳衰微,湿浊之邪壅滞,三焦气化不利而转变成关格。

【范围】

淋病是一种独立的疾病,也可合并于其他内伤杂病之中。西医学中泌尿系疾患,男性生殖系疾患,如急慢性肾小球肾炎、急慢性肾盂肾炎、肾结核、膀胱炎、尿道炎、膀胱结核、泌尿系结石、膀胱肿瘤、前列腺增生、前列腺炎、乳糜尿等,临床以小便频、急、涩、短、痛,小腹拘急,或痛引腰腹为特征时,均可参考本节辨证论治。

【病因病机】

一、病因

1.下阴不洁

湿热之邪可因下阴不洁,侵入膀胱,膀胱湿热蕴结,气化失司,水道不利,遂发淋病。

2.饮食不节

嗜食辛辣、肥甘、醇酒之类,损伤脾胃,酿湿生热,下注膀胱,膀胱湿热蕴结,气化失司,水道不利,发为淋病。

3.情志失调

恼怒伤肝,气滞不畅,气郁化火,或气火郁于下焦膀胱,或气滞血瘀,膀胱脉络不畅,气化失司,水道不利,发为淋病。

4.房劳过度

房劳过度,肾精亏虚,肾气不固,统固失常,发为淋病。

5.禀赋不足,年老体衰

禀赋不足,或年高之人,肾精不足,肾气不固,统固失常,发为淋病。

6.久病不愈,脏腑失调

久病不愈,脏腑功能失调,或脏腑有热,传人膀胱,膀胱气化失司,水道不利;或脾肾亏虚,脾气不足,中气下陷,肾气不固,统摄失常,而成淋病。

二、病机

1.发病

膀胱湿热,肝郁化火所致之热淋、气淋、血淋一般发病较急,石淋亦有急性发作者,膏淋、劳淋一般发病缓慢且易反复发作。

2.病位

淋病病位在膀胱和肾,与脾、心、肝都有密切关系。

3.病性

热淋、气淋、血淋、石淋发病早期多为实证,邪实主要为湿热、砂石、气滞、血瘀等,日久虚证渐显,成虚实夹杂证,致后期发展为劳淋、膏淋多属虚证,以脾肾亏虚为主。

4.病势

本病初期病变均在膀胱,日久可损血入肾,病势由上及下,由腑(表)及脏(里),病情逐渐加重。

5.病机转化

本病早期以湿热为主,淋病各证之间可相互转化。热淋者因热伤血络而发生血淋;湿热蕴结,煎熬日久可成石淋;气淋者气郁化火,可成热淋等等。热淋、气淋、血淋凡日久不愈,损伤脾肾,可成劳淋、膏淋,病由实转虚;同时虚证膏淋、劳淋可因复感外邪急性发作而出现热淋、气淋,成虚实夹杂之证。

淋病病因病机见图3-2。

【诊断与鉴别诊断】

一、诊断依据

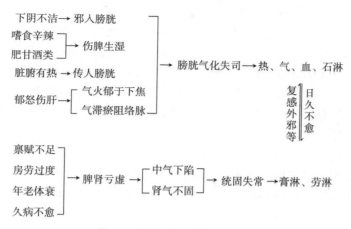

图 3-2　淋病病因病机示意图

小便频急短涩,滴沥刺痛,小腹拘急,腰腹疼痛为淋病的基本特征,各种淋病又有各自不同的特点。

1.热淋

起病多急,伴有发热,小便灼热刺痛。多见于已婚女性,每因疲劳、情志变化、感受外邪而诱发,膀胱俞、肾俞等穴位有压痛及叩击痛。尿常规及尿培养有异常改变。

2.气淋

小腹满急,小便艰涩疼痛,尿有余沥。每因情志不遂诱发或加重。

3.石淋

小便排出砂石,或小便艰涩窘迫疼痛,或排尿突然中断,腰腹绞痛。尿常规检查常有红细胞,B超、腹平片等辅助检查有助诊断。

4.血淋

小便热涩刺痛,尿色深红或夹有血块。

5.膏淋

小便混浊如米泔水,或滑腻如脂膏。

6.劳淋

小便淋沥不已,涩痛不显,腰痛缠绵,遇劳即发。

二、鉴别诊断

1.癃闭

癃闭以小便量少,点滴而出,甚则小便闭塞不通为特征。小便量少,排尿困难与淋病相似。而癃闭无尿频、尿痛,每日排尿总量少于正常;淋病有尿频、尿痛,每日排尿量正常。

2.尿血

尿血与血淋均有小便出血,尿色赤红,甚至溺出纯血的特征,但血淋有尿痛,而尿血则不痛。

3.尿浊

尿浊者小便浑浊,白如米泔,与膏淋相似,但尿浊者排尿时无疼痛及滞涩感,淋病有疼痛及滞涩感。

【辨证论治】

一、辨证要点

淋病的辨证在区别各种不同淋病的基础上,还需审察证候的虚实。一般说来,初起或在急性发作阶段,以膀胱湿热,砂石结聚,气滞不利为主,表现为排尿烧灼痛、刺痛或胀痛,或尿眇石,或尿中见鲜红血丝、血块,小腹拘急、胀满,脉滑数有力,苔黄腻等,多为实证。淋病反复发作,日久不愈,或年老体虚,正气损伤,伤及脾肾,以脾虚、肾虚、气阴两虚为主,表现原有的排尿灼热、刺痛、短涩,小腹拘急、胀满消失或不明显,而以尿余沥不尽,小腹下坠,或腰酸膝软,舌淡,苔薄,脉细弱为特征,多为虚证。若虚证复感外邪,多食辛辣或受情志刺激后呈急性发作,或实证日久伤正,致正虚邪恋,均可表现为虚实夹杂之证,当辨虚实孰多孰少,孰急孰缓,孰轻孰重。此外,同一淋病,由于受各种因素的影响,病机并非单纯如一,如同一气淋,既有实证,又有虚证,实证由气滞不利,虚证缘于气虚下陷,一虚一实,迥然有别。又如同一血淋,由于湿热下注,热盛伤络者属实,由于阴虚火旺,虚火灼络者属虚。再如热淋经过治疗,有时湿热尚未去尽,又出现肾阴不足,或气阴两伤等虚实并见证候,均当详辨。

二、治疗原则

实则清利,虚则补益,是治疗淋病的基本原则。实证以膀胱湿热为主者,治宜清热利湿;以热伤血络为主者,治宜凉血止血;以砂石结聚为主者,治宜通淋排石;以气滞不利为主者,治宜利气疏导。虚证以脾虚为主者,治宜健脾益气;以肾虚为主者,治宜补虚益肾;虚实夹杂者,宜分清标本缓急,虚实兼顾。

淋病的治法,古有忌汗、忌补之说。如《金匮要略》说:"淋家不可发汗"。《丹溪心法·淋》说:"最不可用补气之药,气得补而愈胀,血得补而愈涩,热得补而愈盛"。揆之临床实际,未必都是如此。淋病往往有畏寒发热,此并非外邪袭表,而是湿热熏蒸,邪正相搏所致,发汗解表,自非所宜,因淋病多属膀胱有热,阴液常感不足,而辛散发表,用之不当,不仅不能退热,反有劫伤营阴之弊。若淋病确由外感诱发,或淋家新感外邪,症见恶寒发热,鼻塞流涕,咳嗽,咽痛者,仍可适当配合运用辛凉解表之剂。至于淋病忌补之说,是指实热之证而言,诸如脾虚中气下陷,肾虚下元不固,自当运用健脾益气、补肾固涩等治之,不必有所禁忌。

三、应急措施

本证多因结石阻塞尿路而出现腰痛如绞,牵引少腹,或尿中带血。痛甚者,当缓急止痛;尿血量多者,止血为先,可选用以下方法:

1.痛甚当止痛

用芍药甘草汤,芍药 30g,甘草 10g,急煎服。或针刺肾俞、大肠俞、三阴交,强刺激,留针 30 分钟。

2.尿血量多当止血

服云南白药,每次 1g,每日 4~6 次,口服。或白茅根 60g,煎水当茶饮。

四、分证论治

1.热淋证

症舌脉:小便频数短涩,灼热刺痛,痛引腹中,伴腰痛拒按,或有寒热,口苦,呕恶,便秘,苔黄或黄腻,脉濡数。

病机分析:湿热蕴结下焦,膀胱气化不利,故小便灼热刺痛,频数短涩,痛引腹中;腰为肾之府,若湿热之邪侵犯于肾,则腰痛拒按;邪正相争,可见寒热、口苦、呕恶;热扰大肠则大便秘结;舌苔黄或黄腻,脉濡数,亦为湿热内蕴之象。

治法:清热利湿通淋。

方药运用:

(1)常用方:八正散加减。药用木通、瞿麦、车前子、篇蓄、滑石、灯心草、大黄、栀子、甘草梢。

湿热蕴结下焦,膀胱气化不利而形成本证。故当清热利湿,使热从小便出,膀胱气化则能正常。方中瞿麦、木通清热降火,利尿通淋,故为君药;篇蓄、车前子、滑石、灯心草助君药清热利湿,通淋利窍,故为臣药;栀子、大黄清热泻火,加强泄热之功,以为佐药;甘草梢直达茎中,引药入茎,又能调和诸药,防苦寒伤胃,为使药。

(2)加减:大便秘结,腹胀者,重用生大黄,并加枳实,通腑泄热;寒热、口苦、呕恶者,合小柴胡汤以和解少阳;小腹坠胀疼痛者,加川楝子、乌药以理气疏导;热甚者,加金银花、连翘、蒲公英清热解毒;伴尿血者,加生地黄、白茅根凉血止血。

(3)临证参考:白茅根性凉清热,可重用至30g。应鼓励患者多饮水,或输液以利水通淋。重病者可每日服2剂中药,分4次服,隔4小时服1次。

2.气淋证

症舌脉:实证者小便艰涩疼痛,少腹胀满,淋沥不已,苔薄白,脉沉弦。虚证者少腹坠胀,尿有余沥,面色㿠白,舌质淡,脉虚细无力。

病机分析:情志抑郁,肝失条达,气机郁滞化火,气火郁于下焦,则膀胱气化失司,少腹者,足厥阴肝经循行之处,故少腹作胀,小便艰涩而痛,淋沥不已,此气淋之实证;若久病不愈,耗伤中气,气虚下陷,见少腹坠胀;气虚不能摄纳,故尿有余沥,㿠,此气淋之虚证。苔薄白、脉沉弦为气滞之象;舌淡、脉虚细无力为气虚之象。

治法:实证宜疏肝理气,利尿通淋。虚证宜补中益气。

方药运用:

(1)常用方:

①实证以沉香散加减。药用沉香、陈皮、王不留行、当归、生白芍、炙甘草、石韦、冬葵子、滑石。

肝气郁结,气郁化火,阻滞下焦,膀胱气化失司形成淋病,故当疏肝理气,调畅下焦气机治其本。方中沉香行气降气,疏理下焦气机,又能行气止痛,故为君药;陈皮调畅气机,助沉香行气之功,故为臣药;王不留行、当归活血消瘀,使气血运行调畅,当归、生白芍养血柔肝,体现肝体阴而用阳之性,生白芍配炙甘草又可缓急止痛,石韦、冬葵子、滑石利尿通淋,共为佐药;炙甘草又可调和诸药,亦为使药。

②虚证用补中益气汤加减。药用炙黄芪、党参、白术、陈皮、当归、升麻、北柴胡、甘草。

脾气主升,今中气不足,气虚下陷,气不摄纳而成淋病,故当益气升提治其根。方中炙黄芪补益中气,益气升提为君药;党参、白术健脾益气,助君药补益中气,是为臣药;陈皮调畅中焦气机升降之枢,当归补血活血,取血为气母之意,升麻、柴胡加强黄芪升阳举陷之功,共为佐药;甘草和中又能调和药性,是为使药。

(2)加减:实证气滞严重,小腹胀满难忍者,加青皮、乌药、小茴香理气;气滞日久,夹有血瘀而刺痛者,加红花、赤芍、川牛膝活血化瘀通络。虚证兼血虚者,加熟地黄、阿胶、白芍;兼肾亏者,加杜仲、枸杞子、怀牛膝。

(3)临证参考:实证和虚证并非截然分开,常常虚实并见。上述两方合用,也可根据邪正的盛衰,或以补为主兼以攻邪,或先攻邪,后扶正气。

3.石淋证

症舌脉:小便排出砂石或小便艰涩窘迫疼痛,或排尿突然中断,或尿中带血,腰腹绞痛.苔薄黄或淡,脉细弱。

病机分析:湿热蕴结下焦,煎熬尿液,结为砂石,随尿排出则可见砂石;不能随尿排出则小便艰涩疼痛;阻塞尿道时则尿流突然中断;结石损伤脉络则可见尿中带血;结石阻滞,气血不通则腰腹绞痛;苔黄为湿热所致,脉细弱为热盛伤阴之征。

治法:清热利湿,通淋排石。

运用:

(1)常用方:石韦散加减。药用金钱草、石韦、冬葵子、瞿麦、滑石、车前子、海金沙、鸡内金、甘草梢。

湿热、砂石结聚下焦,使膀胱气化不利,形成本证,故当清热利湿排石利尿。方中金钱草能利水通淋,排除结石,为治疗泌尿系结石要药,故为君药;臣以石韦、冬葵子、瞿麦、滑石、车前子、海金沙以利尿通淋清热,使湿热从小便而出,鸡内金化坚消石配金钱草增强化石排石之功;甘草梢引药入茎,亦能调和诸药为使药。

(2)加减:腰腹绞痛者,加白芍、甘草以缓急止痛;尿中带血者,加小蓟、生地黄、藕节以凉血止血;发热者加黄柏、凤尾草、大黄、蒲公英清热泻火;小便频急,少腹胀满,涩滞疼痛,苔黄腻,脉弦数或滑数,膀胱湿热壅盛者,加生大黄、栀子、枳实、沉香清热泻火,行气排石;若攻伐太过或久病正虚,面色㿠白,少气无力,舌淡脉结者,加黄芪、党参;气血两虚者,加当归、生地黄、白芍;结石盘结日久不下而无症状者,以利尿排石为主,加乌药、川楝子、白芍;石淋日久,阴液耗伤者,合六味地黄丸。

(3)临证参考:金钱草、海金沙用量均在 30～60g。结石过大,久攻不下,不要再攻,改以其他疗法,如碎石机碎石,再用中药排石通淋,以免伤正,一般疗程以 1 个月为宜。

4.血淋证

症舌脉:实证者小便热涩刺痛,尿色深红或夹血块,舌尖红,苔黄,脉滑数;虚证着尿色淡红,尿痛涩滞不显著,腰酸膝软,神疲乏力,舌红少苔,脉细数。

病机分析:湿热下注膀胱,热盛伤络,迫血妄行,以致小便涩痛而有血;血块阻塞尿道,则刺痛难忍,血块随尿排出则尿色深红,而夹血块。舌尖红苔黄,脉滑数亦为湿热内蕴之象,此为血淋实证。若病延日久,肾阴不足,虚火灼络,则见尿色淡红;湿热不盛则尿痛涩滞不显著;肾阴不足,精气亏虚,则腰酸膝软,神疲乏力;舌红少苔、脉细数亦为阴虚有热之象。

治法:实证宜清热通淋,凉血止血。虚证宜滋阴清热,凉血止血。

方药运用:

(1)常用方:

①实证用小蓟饮子加减。药用小蓟、炒蒲黄、藕节、滑石、通草、竹叶、当归、生地黄、栀子、甘草梢。

心火亢盛,移热于小肠而下迫膀胱,热灼血络而成血淋,故治当清热凉血,通淋止血。方中小蓟清热凉血,利尿止血,治病之本,故为君药;藕节、蒲黄凉血止血,又能化瘀,使血止而不留瘀,加强君药清热凉血止血之功,故为臣药;栀子清泄三焦之火,合通草、竹叶、滑石利尿通淋,使火热之邪从小便而出,当归、生地养血和血,共为佐药;甘草缓急止痛,调和诸药,是为使药。

②虚证用六味地黄丸加减。药用生地黄、山药、山萸肉、丹皮、小蓟草、白茅根、甘草梢。

肾阴亏虚,阴虚火旺,灼伤脉络而成血淋,治当滋阴以清热,凉血以止血。方中生地黄滋阴清热又能凉血,故为君药;山药、山萸肉滋阴填精,助君药补水泻火为臣药;丹皮凉血又活血,使诸药补而不滞,小蓟、白茅根凉血止血,利尿通淋,共为佐药;甘草梢引药入茎,又能调和诸药,是为使药。

(2)加减:实证血多,色黯有块者,加三七、琥珀、白茅根化瘀止血;便秘者,加大黄。虚证阴虚湿热者,加滑石、猪苓;若见阴虚较甚,可加黄柏、知母、阿胶等;虚火灼络者,加龟甲、阿胶滋阴清热;下元虚冷者,加肉桂、附片。

（3）临证参考:小蓟、白茅根根据病情可重用至 30g;瘀血停滞,小腹硬,茎中痛者,用一味牛膝煎膏服。

5.膏淋证

症舌脉:实证者,小便混浊如米泔水,置之沉淀如絮状,上有浮油如脂,或夹凝块,尿时不畅,灼热而痛,舌红苔黄腻,脉濡数。虚证者,病久不已,反复发作,淋出如脂,涩痛减轻,形体消瘦,头昏乏力,腰膝酸软,舌淡,脉虚弱。

病机分析:湿热注于下焦,气化不利,脂液失于约束,故小便混浊如米泔水,尿道灼热疼痛,属实证。若日久反复发作不愈,肾气亏虚,下元不固,脂液下泄,故见淋出如脂;湿热已减则涩痛减轻;肾精不足则形体消瘦,头昏乏力,腰膝酸软,属虚证。舌红苔黄腻、脉濡数为湿热内蕴之象;舌淡、脉虚弱为气虚之征。

治法:实证宜清热利湿,分清泌浊;虚证宜补肾固涩。

方药运用:

（1）常用方:

①实证用程氏萆薢分清饮加减。药用萆薢、车前子、茯苓、石菖蒲、黄柏、莲子心、丹参、白术。

方中萆薢、茯苓、石菖蒲、车前子利湿而分清泌浊为君药;臣以白术健脾除湿,莲子心、丹参清心凉血消瘀,黄柏清下焦湿热。诸药合用,使下焦湿热得清,膀胱气化正常则能分清泌浊。

②虚证用膏淋汤加减。药用党参、黄芪、山药、生地黄、芡实、煅龙骨、煅牡蛎、白芍、炙甘草。

久病肾气受损,下元不固,不能制约脂液,故补肾固涩为治病之本。方中党参、黄芪、山药、地黄补益脾肾,益气固摄,是为君药;臣以芡实、煅龙骨、煅牡蛎、白芍固涩脂液而止膏淋;炙甘草调和诸药,是为使药。

（2）加减:实证少腹胀,尿涩不畅者,加乌药、青皮;小便夹血者,加小蓟草、白茅根、藕节;小便黄热而痛者,加山栀子、龙胆草。虚证脾肾两虚,中气下陷,肾失固涩者,可用补中益气汤合七味都气丸益气升陷,滋肾固涩。

（3）临证参考:虚证、实证用药截然不同。实证为湿热,要清利,虚证为肾脏虚寒,下元不固,要补肾固涩,还可用地黄丸合金锁固精丸治之。

6.劳淋证

症舌脉:小便不甚赤涩,但淋沥不已,时作时止,遇劳即发,腰酸膝软,神疲乏力,舌质淡,脉虚弱。

病机分析:淋证日久不愈,或过服寒凉,或久病体虚,或思虑伤心,或劳伤过度,或房事不节,而致心脾肾虚,气血不足,湿浊留恋不去,故小便不甚赤涩,但淋沥不已,时作时止,遇劳即发;肾精不足则腰酸膝软,神疲乏力,舌淡、脉虚弱均为气血不足之象。

治法:补肾固涩。

方药运用:

（1）常用方:无比山药丸加减。药用山药、肉苁蓉、熟地黄、山萸肉、菟丝子、巴戟天、杜仲、茯苓、泽泻、怀牛膝、五味子、赤石脂。

淋证日久,或病情反复,或过用苦寒,均伤人之正气,久病及肾,肾气不足,失其固摄而成劳淋。故当补肾固涩,是为治病之本。方中山药、肉苁蓉、熟地黄、山萸肉、巴戟天、菟丝子、杜仲温阳助阴,补肾填精,故为治病之主药;再辅以牛膝补益肾气,强壮筋骨,活血祛瘀,茯苓淡渗脾湿,泽泻宣泄肾浊,三药配用主药,补而不滞;五味子、赤石脂收敛固涩,加强主药固涩止淋之功。

(2)加减:脾虚气陷,少腹坠痛,小便点滴而出者,去牛膝、杜仲、五味子,加黄芪、党参益气升陷;肾阴亏虚,五心烦热,舌质红,脉细数者,去巴戟天,加知母、黄柏、丹皮,改熟地黄为生地黄以滋阴降火;肾阳虚者,加附子、肉桂、当归、鹿角胶或鹿角粉;湿热未净,溲黄热痛者,加车前子、黄柏、凤尾草。

(3)临证参考:益气升陷之黄芪剂量可稍大,一般用 30g,肉桂一般用 1～3g;正虚者非一日可复,应缓缓补之,补阳应同时补阴,以阴中求阳;劳伤心肾者,用清心莲子饮;若小肠有热可合用导赤散;心脾两亏而无湿热之征者,用归脾汤。

五、其他疗法

1.中成药

癃清片:每次 8 片,口服,每日 3 次。治疗热淋证。体虚胃寒者不宜服用。

2.单验方

(1)热淋者,服马齿苋汁,或白茅根煎水服。

(2)诸淋痛者,用海金沙 15g、滑石 30g,研末,每服 1g。或用灯心草、麦门冬、甘草煎水,入蜜调服。

(3)石淋痛如割者,用滑石、石膏各 3g,石韦、瞿麦、蜀葵子各 1.5g,研末,每服 1.5g,以葱白两茎、灯心草 1 尾煎汤,空腹服用。

(4)气淋者,赤芍、槟榔各 10g,或鸡肠草、石韦各 10g,或淡豆豉 15g,任选一组,水煎服,每日 3 次;或冬葵子为末,每次 5g,每日 3 次;或醋浸白芷,焙干研末,每次 3g,每日 3 次,甘草适量煎水送下。

(5)血淋者,黄芩 30g,紫草 30g,棕榈皮 30g,葵花根 15g,川牛膝 30g,大豆叶一把,苎麻根 10 枚,任用 1 种,或芭蕉根、旱莲草各 30g,或栀子、滑石各 15g,水煎分 3 次服,每日 1 剂;或海金沙、茄叶、赤小豆,或白薇、赤芍各等量,或血余炭、蚕种烧灰,分别加人工麝香适量,任用 1 组,均为细末,每次 3～5g,每日 3 次;或生地黄汁加鲜车前草汁各适量,每日 3 次。

(6)劳淋者,用菟丝子 10g,水煎服,每日 3 次。

(7)膏淋者,飞廉、荠菜花、糯稻根、芹菜根、水蜈蚣、向日葵茎(取中心梗子)、玉米须,任选 1～2 种,每日用 30～60g,水煎服,每日 3 次;或鲜葎草一握捣汁,加醋适量,每日 3 次服;或海金沙、六一散各 30g,共研末,每次 5g,麦冬煎汤送下,每日 3 次。

3.针灸

取中极、太溪、膀胱俞、阴陵泉诸穴。血淋配血海、三阴交;石淋配委中、然谷;劳淋配肾俞,可灸关元等。

【转归与预后】

淋病的转归与预后取决于患者体质强弱、感邪轻重、治疗是否恰当与彻底。热淋、气淋、血淋、膏淋等实证,若正确及时治疗,效果良好。若久治不愈,或反复发作者,可由实转虚而成劳淋,日久甚则导致脾肾衰败,出现肾亏肝旺,肝风内动危象。若热毒过盛,侵入营血,热邪弥漫三焦,又可出现高热,神昏谵语。若肾阳衰败,湿浊之邪壅塞,三焦气化不利又可转为关格重病,预后不佳。

劳淋虚证若复感外邪则转化为虚中夹实证,病情复杂。

石淋者因结石日久过大,阻塞水道,排尿不畅,浊阴内聚,伤及肾气,进而水邪潴留、泛滥,全身出现水肿,当采用中西医有效方法消除结石,否则浊阴上逆,凌心犯肺,可导致癃闭、关格等变证。

【护理与调摄】

急性期患者应卧床休息,避免感受外邪,保持心情舒畅,以免加重病情。饮食宜清淡、多饮水、多食水果。

对高热患者按高热护理常规护理。注意体温、呼吸、脉搏。无明显外感表证者,不要用发汗解表退热的药物,可用冷敷、醇浴。对疼痛严重,特别是石淋腰腹绞痛者,可给止痛剂。

节制房事,劳逸结合,保持下阴清洁。

【预防与康复】

预防淋病应加强平素锻炼,增强体质,保持心情舒畅,防止情志内伤,不过分劳累。讲究卫生,保持下阴清洁,妇女应注意月经期和产后的卫生。清除各种产生湿热的因素,如过食辛热肥甘之品、嗜酒太过。免受风寒,避免诱发因素。

淋病急性发作期经治症状消失后,不能立即停药,应坚持辨证服药 3 个月以上,以巩固疗效,防止复发。此外适当参加体育锻炼,增强体质,有利于机体功能的恢复;石淋患者在可能的条件下了解结石晶体成分,可进行相应饮食治疗。含钙结石者,应避免过多饮用高钙饮料,如牛奶;草酸钙结石者,少食菠菜、西红柿、竹笋、红菜、可可菜;尿酸结石者,少食肉、鱼、鸡、肝、肾、脑,采用低蛋白饮食;磷酸盐结石者,禁食牛奶、蛋黄、虾米皮、豆腐、芝麻酱,多食酸性食物。

【医论提要】

淋之病名,首见于《素问·六元正纪大论》,名曰"淋闷"。

张仲景在《金匮要略·消渴小便利淋病脉证并治》中说:"淋之为病,小便如粟状,小腹弦急,痛引脐中。"早期的记载还见于《中藏经·卷中·论诸淋及小便不利》。该书把淋证分为冷、热、气、劳、膏、沙、虚、实 8 种。这种分类方法无疑启发了后世把淋病划分为气、血、石、膏、劳、热诸淋的认识。该书对淋病病因的论述亦较为全面——"诸淋与小便不利者,皆由五脏不通,六腑不和,三焦痞塞,荣卫耗失,冒热饮酒,过醉入房,耗散精神,劳伤气血,或因女色兴而败精不出,或因迷宠不已而真髓多输,或惊惶不次,或思虑未宁,或饥饱过时,或奔驰才定,或隐忍大小便,或发泄久兴,或寒入膀胱,或暑中胞囊。伤兹不慎,致起斯疾。"从症状描述上,《中藏经》谈到色白如泔之冷淋;溲如脂膏之膏淋;小便下如沙石之砂淋等,并且还指出:"此由肾气弱而贪于女色,房而不泄,泄而不止,虚伤真气,邪热渐强,结聚而成沙。又如以水煮盐,火大水少,盐渐成石之类"。这是世界上早期关于泌尿结石的记载之一。在当时历史条件下,有如此见识实属难能可贵。

对于淋病病机的认识,隋·巢元方《诸病源候论·淋病诸候》指出:"诸淋者,由肾虚而膀胱热故也",又说:"肾虚则小便数,膀胱热则水下涩,数而且涩,则淋沥不宣,故谓之淋。"一语中的,十分精辟。后世医家在此基础上不断发展,并各有偏重。如金代刘完素强调"热客膀胱,郁结不能渗故"(《素问玄机原病式·六气为病·热类》)。朱丹溪则认为"淋皆属于痰热"(《金匮钩弦·淋》),并指出:"水火不交,心肾气郁,遂使阴阳乖舛,清浊相干,蓄在下焦。"(《丹溪心法·淋》)明代王绍隆在《医灯续焰·小便淋闭脉证》中说:"大抵者三焦气化不及,热迫膀胱,令水道涧涩之所成也。"进而王氏对于诸淋病之间的相互转化有所详述,他说:"劳、气、血、膏、石虽五种,因病机必因动火,火盛搏气,甚及于血。血转为膏,膏转为石。自清而浊,自薄而厚,自柔而坚,自无形而渐有形。"明代医家龚廷贤在《寿世保元·诸淋》中亦云:"名虽有五,大概属热者居多,故有新久虚实之不同耳,学者审症而变通焉。"

临床诊断淋病主要是与癃闭,特别是尿浊鉴别。明代虞抟提出淋病由肺脾辨证之观点。他说:"肺金清肃,则水道通调而渗营于下耳。然肺金又借脾土健旺,以资化源,而清气得以上升,而归于肺以运行也……故清阳不升,则浊阴不降,而成淋闭之患矣。先哲以滴水之器辟之,上窍闭则下窍不出,此理甚明。"(《医学正传·淋闭》)癃闭以排尿困难,小便量少甚至点滴全无为特征;淋病每日排尿总量为正常;尿浊小便浑浊,自如泔浆,与膏淋相似,但排尿时无疼痛滞涩,因而与淋病区别。

淋病的治疗方面,《金匮要略·消渴小便利淋病脉证并治》提出:"脉浮,小便不利,微热消渴者,宜利小便,发汗,五苓散主之。"而且张仲景在该篇还指出淋病的禁忌证,如:"淋家不可发汗,发汗则必便血。"

明代医家张景岳认为:"治淋之法,大都与治浊相同,凡热者宜清,涩者宜利,下陷者宜升提,虚者宜补,阳气不固者宜温补命门,但当以前法通用,无他技也。"(《景岳全书·杂证谟·淋浊》)李中梓说:"石淋清其积热,涤去沙石,则水道自利,宜神效琥珀散、如圣散、独圣散,随证选用。"(《医宗必读·淋症》)李梴《医学入门·五淋》说:"治膏淋、石淋,郁金、琥珀开郁,青皮、木香行气,蒲黄、牛膝破血,黄柏、生地滋阴"。周之干《慎斋遗书·淋》认为:"凡淋痛者为实,不痛者为虚。实用升麻葛根汤,加连翘、木通;虚用补中益气汤。"孙文胤《丹台玉案·淋闭门》:"元气虚而不能输化者,用补中益气汤。脾肺之气燥而不能化生者,用通淋琥珀丸。若转筋便闭气喘,不问男女孕妇,急用八味丸,缓则不救矣。"龚廷贤《万病回春·淋证》评论治淋名方八正散时说:"治心经蕴热,脏腑闭结,小便赤涩,癃闭不通及热淋、血淋。如酒后恣欲而得者,则小便将出而痛,既出而痛,以此药主之。"戴元礼《证治要诀·小便血》则强调:"(淋病)若用本题药不效,便宜施以调气之剂。盖津道之逆顺,皆一气之通塞"。

《临证指南医案》中,华岫云总结叶天士临床治验时说:"用滑利通阳,辛咸泄急,佐以循经入络之品……若夫便浊之恙,只在气虚与湿热推求,实者宣通水道,虚者调养中州,若虚实两兼,又有养脏通腑之法。"

近代名医张锡纯善用山药治疗淋病,认为"阴虚小便不利者,服山药可利小便,气虚小便不摄者,服山药可摄小便,山药既能滋肾又能固肾,以治淋证之淋涩频数,诚为有一无二之品。"张氏还认为气淋之治宜以升补气化之药为主,而以滋阴利便流通气化之药佐之。劳淋宜以滋补真阳之药为主,而少以补气之药佐之,又少加利小便之药作向导。另外淋病还有许多治法,与癃闭相近,这里不一一赘述。

【医案选粹】

案一

南兄,少年时多饮火酒,酒性大热有毒。积于胃中,下流而发毒。脓溃之后,余毒未消,补之太早。热邪流注于膀胱,而小便为之淋漓作痛,结为沙石。屡次窃发。今交君火司天之年,其发频而尤甚,小腹胀满不舒,脉息弦数。此系肝火郁于膀胱,锻炼津液,而成粘腻之物,瘀塞溺道,而淋沥作痛也。理宜清肝理滞气之药为治。急戒醇酒厚味恼怒,则胸中清爽,而小便自利矣。

【煎方】

香附　山栀　黄柏　青皮　枳壳　滑石　瓜蒌　生地　牛膝

【丸方】

香附　黄柏　桃仁　青皮　山栀　滑石　瓜蒌　枳壳　牛膝　郁金

案二

余五五,郁损心阳,阳坠入阴,为淋浊。由情志内伤,即为阴虚致病。见症乱治,最为庸,劣。心藏神,神耗如惯,诸窍失司,非偏寒偏热药治,必得开爽,冀有向安。服药以草木功能,恐不能令其欢悦。

妙香散

案三

佚名，患淋浊有年，肌肤起颗，成片破碎。腿足内热，暮肿朝消，湿热外发下行，自寻出路。脉来弦滑。抱怨多年，根深蒂固。治宜气血两清，缓缓图功。

南沙参 4 钱　　牡丹皮 1 钱　　天麦冬 3 钱　　仙遗粮 3 钱　　双钩藤 1 钱 5 分　鲜生地 5 钱　生谷芽 4 钱　　大玉竹 3 钱　　女贞子 3 钱　　甜川贝 3 钱　　天花粉 3 钱　　梧桐花 3 钱　　川黄柏 1 钱　　冬瓜子 4 钱　　光杏仁 3 钱　　鲜竹茹 3 钱　　川石斛 3 钱　　犀角尖(磨冲)1 分　　犀牛黄五厘

【现代研究】

尿路感染是临床常见病，包括肾盂肾炎、膀胱炎、尿道炎等，临床以尿频、尿急、尿痛为主要表现，属中医"淋病"范畴。

一、病因病机研究

叶传蕙认为正气不足与湿热瘀毒蕴结是尿路感染的关键，湿、热、瘀、毒相互化生，交相为恶，贯穿淋证的始终。郭尊辉等认为病因病机为湿热蕴结下焦，膀胱气化不利，或病久脾肾两虚，膀胱气化无权所致，其病位在肾与膀胱。

二、证候学与辨证规律研究

证候分类仍以临床表现特点为根据，分为热淋、血淋、气淋、石淋、膏淋、劳淋等类型。郭尊辉等认为辨证应首先辨明其类别，再辨证候之虚实。一般而论，初起和急性发作期多属膀胱湿热实证；病久正气虚弱，邪气湿热未尽，多为正虚邪恋的虚实夹杂证。刘舒音认为淋病的证治探讨与疗效观察不论急性、慢性，均为湿热与肾虚两方面。

三、治则治法研究

实则清利，虚则补益，是治疗淋证的基本原则。近代医家对淋证的治则研究吸收了辨证与辨病结合的成果，形成了以辨证为主，立法选方；结合辨病，选择专方专药；急则治标，缓则治本的治疗原则。

于敏等认为老年患者尿路感染急性期表现多以邪实为主，治疗时不可苦寒、清利太过，以免重伤肾气，邪热一旦解除，即以补益脾肾为法，调补真元。慢性期则以肾虚表现为主，但多有余邪稽留，治疗时不可一味进补，以免碍邪，须佐以祛邪之品，标本兼顾。

张树军认为在急性期，多表现为湿热下注膀胱之证，治疗重在清利湿热。若湿热上犯肝胆，则治以清热利胆。慢性尿路感染除尿路刺激征外，常伴腰酸，乏力，下腹坠胀等，治疗根据偏阴虚或偏阳虚，分而治之，或滋阴清热，或健脾益肾兼以通淋。慢性尿路感染迁延日久，则与劳淋颇为相似，腰酸乏力，尿频、混浊，治疗重在健脾益肾，不可一味清热利湿，重伤正气。

四、辨证用药研究

杨毅分 4 个证型施治：膀胱湿热型，予以清热解毒，利湿通淋，药用萆薢、乌药、土茯苓、车前子、萹蓄、益智仁、滑石、甘草；肝胆郁热型，予以清肝利胆，清热通淋，药用柴胡、黄芩、车前子、栀子、萹蓄、瞿麦、滑石、甘草；肝肾阴虚型，予以滋阴清热，药用山药、茯苓、女贞子、旱莲草、知母、黄柏、猪苓、泽泻、土茯苓；脾肾阳虚型，予以健脾益气兼清湿热，药用黄芪、苍术、茯苓、黄精、枸杞子、车前子、陈皮、菟丝子。治疗尿路感染 103 例，其中急性尿路感染 45 例，单用中药辨证治疗 25 例，中西药合治 20 例，均获治愈；慢性尿路感染急性发作 58 例，其中单用中药治疗 35 例，近期治愈 33 例，中西药合治 23 例，近期治愈 20 例。

分 5 型论治：膀胱湿热型，用八正散加减；肾阴不足湿热留恋型，用知柏地黄汤加减；气阴两虚湿热未尽型，用参芪地黄汤加减；脾肾两虚余邪未清型，用大补元煎加减；气滞血瘀迁延型，用血府逐瘀汤加减。治疗 72 例，总有效率 94.4%，其近期治愈率和远期治愈率与对照组比较差异具有显著性意义（$P < 0.01$）。

对中医治疗淋证的古今系列方剂进行了归纳性的回顾,在单味药的统计结果中,前21位药物使用频次超过40次,在这21种药物中,清热利湿的药物有8味,占前21味药物的38.1%;清热药物有6味,占前21味药物的28.6%;理血药物有4味,占前21味药物的19%;健脾利水药物有3味,占前21味药物的14.3%。在组合药物的统计结果中,清热利湿药物之间的配伍占据了高频次组合的绝大部分。

第三节　癃　闭

【定义】

癃闭是由肾与膀胱功能失调,三焦气化不利导致的以排尿困难,小便量少,点滴而出,甚则闭塞不通为主症的疾病。其中,小便不利,点滴而短少,病势较缓者,称为癃;小便闭塞,点滴不通,病势较急者,称为闭。癃和闭虽有一定区别,但都是指排尿困难,只是病情有轻重程度的不同,亦有开始涓滴而量少,继则闭而不通者,因此多合称为癃闭。

【范围】

西医学中各种原因所引起的尿潴留和无尿症,如神经性尿闭、膀胱括约肌痉挛、尿路结石、尿路肿瘤、尿道狭窄、尿路损伤、前列腺肥大、脊髓炎所致的尿潴留;肾前性的、肾后性的及肾实质性病变所导致的急慢性肾功能衰竭的少尿或无尿症,均可参考本节进行辨证论治。

【病因病机】

在生理情况下,水液通过胃的受纳、脾的转输、肺的肃降、肾的气化,使清者上归于肺而布散周身,浊者下输膀胱,而排出体外,从而维持人体正常的水液代谢。此外,三焦水道通利与否,还与肝气的条达,以及膀胱有无血瘀、砂石、肿块等阻塞有关。因此无论是感受湿、热等外邪,还是因饮食偏嗜肥甘酒热辛辣之品、劳倦过度、年老体虚、久病伤肾、房劳过度、七情内伤等等内伤因素,或者因外伤、砂石、肿块等原因,凡使上、中、下焦任何一个环节功能发生障碍,均能导致本病。兹将本病的病因病机概括如下:

一、病因

1.外邪侵袭　温热邪气入侵,肺热气壅,肺气不降,津液输布失常,水道通调不利;或肺热下移膀胱,气化不利;或湿热侵入,阻滞下焦,均可形成本病。

2.饮食失调　过食肥甘醇酒,损伤脾胃,酿湿生痰,湿痰郁而化热,湿热下注膀胱,气化失司,水道不利;或过食生冷,脾气受损,中气下陷,清阳不升,浊阴不降,均可发为本病。

3.七情失和　七情内伤,肝气郁结,疏泄不及,从而影响三焦水液的运行及气化功能,使水道受阻,发生本病。

4.劳欲过度　劳倦伤脾,纵欲伤肾,脾虚清气不升,浊阴难以下降,肾虚火衰,气化失司,开合不利,发为本病。

5.年老久病　年老体弱,肾元亏虚,或久病体虚,损伤脾肾,均可形成本病。

6.尿路阻塞　淫欲过度,忍精不泄,留滞茎中,产生败精瘀浊;或跌仆损伤,瘀血停蓄,或尿路结石及肿瘤,皆可阻塞尿路,引起尿排不畅,甚则尿闭。

二、病机

1.发病　本病可突然发作,亦可逐渐形成。严重者可出现头晕头痛、恶心呕吐、抽搐、昏迷等,由癃闭转为关格,危及生命。

2.病位　本病病位在膀胱,但与肺、脾、肝、肾、三焦都有关系。

3.病性　多属虚实夹杂之证。一般说来,湿热蕴结、肺热气壅、肝气郁滞、尿路阻塞等证,多属实证;脾虚气陷、肾元亏虚等证多属虚证。若癃闭实证,久治不愈,损伤正气,或因虚致实,浊邪壅滞,均可形成虚实夹杂之证。标实不外乎热、毒、湿、浊、瘀、滞、结石、败精等,本虚多为脾肾亏虚。

4.病势　病之初多属实证,日久损伤正气,转为虚实夹杂证,后期多为虚证或虚中夹实证。癃者为轻,闭者为重,证由癃转闭,由实转虚,由肺、肝、脾及肾,则病情由轻转重。甚则癃闭日重,浊邪壅滞三焦,可演变为关格。

5.病机转化　病之初期多见实证证候,如肺热气壅、膀胱湿热、肝郁气滞、尿路阻塞。若肺热下移膀胱,则肺热气壅证可转为膀胱湿热证;若肝郁气滞,气血运行不畅,瘀血阻塞尿路,亦能转为尿路阻塞证;同时实证日久,损伤气血阴阳,脾肾不足,亦可转为脾虚气陷、肾阳衰惫、肾阴亏耗等证。而脾肾亏损,脏腑功能失调,气血运行失和,又可产生气滞、血瘀、水湿、浊毒等虚中夹实之候。若邪气壅实而正气衰败,病由癃转闭,由闭转关格。

癃闭病因病机见图 3-3。

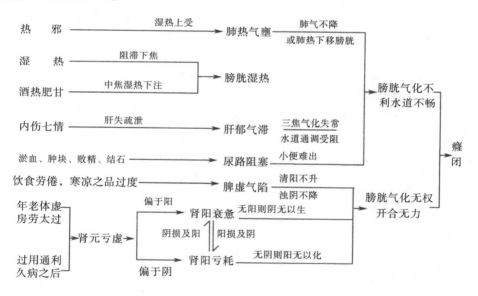

图 3-3　癃闭病因病机示意图

【诊断与鉴别诊断】

一、诊断依据

按照 1994 年国家中医药管理局发布的中华人民共和国中医药行业标准《中医病证诊断疗效标准》。

1.小便不利,点滴不畅,或小便闭塞不通,尿道无涩痛,小腹胀满。

2.多见于老年男性,或产后妇女及手术后患者。

3.男性直肠指诊检查可有前列腺肥大,或膀胱区叩诊明显浊音。

4.作膀胱镜、B超、腹部 X 线等检查,有助诊断。

二、鉴别诊断

1.关格　关格为小便不通与呕吐不止并见。与癃闭单纯指小便闭塞不通没有呕吐有别。而癃闭发展至危候,上下痞满,可出现呕吐不止表现,转成关格。

2.淋病　淋病以小便频数短涩,滴沥刺痛,欲出未尽为特征,其每次小便量少,排尿困难与癃闭相似,但尿频而痛,且每日排出小便的总量多为正常。癃闭则无刺痛,每天排出的小便总量少于正常,甚则无尿排出。

【辨证论治】

一、辨证要点

1.确定病性　凡发病急骤,小腹胀或疼痛,小便浑浊,灼热短赤,苔厚,脉有力,多属实证;若见小便热赤而滴沥,或见烦渴咽干者,病性属热;若见身重腰酸,尿频而急,涩滞不利,病性多属湿;若见尿如细丝,腰痛不移,舌质紫黯,或见腰部剧痛,尿流中断,尿有血块者,病性属瘀;若见情志抑郁,腹胀胁痛,小便涩滞涓滴而出者,病性属气滞。凡发病缓慢,见尿流无力,排尿断断续续,面色少华或㿠白,神疲乏力,脉细弱或沉而无力者,多属虚证。而临证以虚中夹实证或实中夹虚证多见。

2.辨明病位　小便淋沥不尽,甚则点滴不出,其病位在肾与膀胱,以膀胱为主;若兼见水肿、气急、泛恶、腰酸或腰痛,或小便不禁,病位亦在肾与膀胱,但以肾为主;若兼有小腹或会阴部胀痛而触及无肿块,两胁胀痛,女子月经失调,其病位涉及于肝;若兼见胸闷脘痞,呕恶纳差,则病位涉及脾胃;若兼见心悸怔忡,气急不能平卧,咳嗽咳痰,其病位涉及心肺。

二、治疗原则

"六腑以通为用,以通为补",故通利是治疗癃闭的基本原则。但通利之法又因证候的虚实而各异。一般而言,实证常宜清湿热、散瘀结、利气机而通水道;虚证则宜补脾肾、助气化、通补结合,以使气化得行,小便自通。同时还应审因论治,理法方药统一,不可滥用通利小便之品。

三、应急措施

若小腹胀急,小便点滴不下,可采用下列内外治法应急处理。

1.单方验方　倒换散:生大黄12g,荆芥穗12g,共研末,分2次服。每隔4小时用温开水调服1次,每日2次。

2.外敷法

(1)食盐250g,炒熟,布包熨脐腹,冷后再炒热敷之。

(2)独头蒜1只,栀子3枚,盐少许,捣烂,摊纸贴脐部,良久可通。

3.取嚏或探吐法　用消毒棉签,向鼻中取嚏或喉中探吐;或用皂角末0.3~0.6g,吹鼻取嚏。打喷嚏或呕吐,能开肺气、举中气而通下焦之气,是一种简单而有效的通利小便的方法。

4.针灸推拿　针刺足三里、中极、三阴交、阴陵泉等穴,反复捻转提插,强刺激;体虚者可灸关元、气海,并可采取少腹、膀胱区按摩法。

5.导尿法　若经过服药、外敷、针灸等法治疗无效,而小腹胀满特甚,叩触小腹部膀胱区呈浊音,当用导尿法以缓其急。

以上诸法,用于尿潴留引起的癃闭有效;而对肾功能衰竭所致的少尿或无尿,疗效不显。

四、分证论治

1.肺热气壅证

症舌脉:小便不畅或点滴不通,咽干烦渴,呼吸急促,或有咳嗽,舌质红,苔薄黄,脉数。

病机分析:肺热壅盛,失于肃降,不能通调水道,下输膀胱,膀胱气化不利则小便不畅,或点滴不通;肺热上壅,气逆不降,则呼吸急促,或有咳嗽;咽干烦渴,舌红,苔黄,脉数,都是里热内郁之征。

治法:清肺热,利水道。

方药运用：

(1)常用方：清肺饮加减。药用黄芩、桑白皮、麦冬、车前子、茯苓、木通、栀子、生甘草。

本证由于肺为邪热所壅，失于肃降，不能通调水道，肺热下移，膀胱气闭，则小便不通，故须清肺热治其本。方中黄芩清泄肺热为君药；桑白皮助君药清泄肺热之功，为臣药；车前子、木通、茯苓、栀子清热通利小便，使热从小便而去，以泄肺、膀胱之热邪，麦冬滋养肺阴，防止热盛伤津，共为佐药；甘草调和诸药，为使药。

(2)加减：有鼻塞、头痛、脉浮等表证者，加薄荷、桔梗宣肺解表；大便不通者，加杏仁、大黄宣肺通便；心烦而舌尖赤者，加黄连、竹叶以清心火利小便；兼尿赤灼热，小腹胀满者，合八正散上下并治。

(3)临证参考：本证多出现于热病过程中，小便不通的程度不重，但肺热伤阴往往较明显，要顾护气阴。肺为娇脏，见舌红少津，宜加南沙参、鲜芦根、鲜白茅根等甘寒之品，慎用咸寒之品。肺失宣降而致急性发作的小便不利，可用宣开升降法，意在提壶揭盖，以桔梗、杏仁、荆芥开肺气，升麻、柴胡升中气，清气上升则浊阴下降，此为欲降先升之意。

2.肝郁气滞证

症舌脉：小便突然不通或通而不畅，胁腹胀满，情志抑郁或心烦易怒，舌红苔薄白或薄黄，脉弦。

病机分析：七情内伤，气机郁滞，肝气失于疏泄，三焦水道气化不利则小便不通或通而不畅；肝气不舒则情志抑郁，胁腹胀满；肝气郁结，肝郁化火则心烦易怒，舌红苔黄，脉弦。

治法：疏调气机，通利小便。

方药运用：

(1)常用方：沉香散加减。药用沉香、橘皮、石韦、滑石、当归、生白芍、冬葵子、王不留行、甘草。

方中沉香、橘皮疏肝理气降逆，调畅气机，行气利尿，为君药；辅以石韦、滑石、冬葵子通利水道，合君药行气利尿，当归、王不留行补血活血和营，取血为气母，调畅气血，生白芍养血柔肝，顾护肝体而利肝用，以达气机，生白芍配甘草又可缓解挛急；甘草可调和诸药为使药。

(2)加减：气郁化火者，加柴胡、栀子、龙胆草；气滞较甚，胁腹胀满者，合六磨汤。

(3)临证参考：在组方选药中应配合使用通利下焦的引经药，如冬葵子、王不留行等，前者偏于气分，后者偏于血分，两药配合，可引药达于尿道，用药每剂各10～15g。小便点滴不通，腹胀难忍，必用香窜药，如用沉香粉0.3～1g，琥珀粉1.5g，人工麝香10～15g，调服，每日2次。宜先服此类药，再服汤剂。

3.膀胱湿热证

症舌脉：小便点滴不通，或短赤灼热，小腹胀满，或大便不爽，口苦口黏，口干不欲饮，舌红，苔黄腻，脉滑数。

病机分析：饮食偏嗜辛辣酒热肥甘之品，脾胃气化失常，酿湿生热，中焦湿热不解，湿热下注，膀胱气化不利，水道不畅则小便点滴不通，或短赤灼热，小腹胀满；湿热中阻，则口苦口黏，小便不爽；津液不布则口干而不欲饮；舌红，苔黄腻，脉滑数均为湿热内蕴之象。

治法：清热利湿，通利小便。

方药运用：

(1)常用方：八正散加减。药用木通、车前子、萹蓄、瞿麦、栀子、滑石、大黄、生甘草。

本证病位在膀胱，为湿热互结，壅积下焦，膀胱气化不利，小便不通，故急须清利膀胱湿热治其本。方中木通清热利小便为君药；萹蓄、瞿麦、滑石、车前子助君药，清热通利小便，使湿热从小便而去，共为臣药；栀子清泄三焦之火，使热从小便而出，大黄泻火通便，使火热从大便而出，共为佐药；

甘草调和诸药,是为使药。

(2)加减:湿热重,舌苔黄厚腻者,加苍术、黄柏;心经热盛,心烦口糜者,合导赤散;小腹胀满,欲尿不得者,加滋肾通关丸;湿热壅结三焦,气化不利,小便量极少或无尿,胸闷烦躁,恶心呕吐者,用黄连温胆汤;口中尿臭,甚则神昏者,加菖蒲、郁金。

(3)临证参考:将八正散用于老年患者要注意其有无气阴损伤的症状,若无则可酌情加入少量甘温香窜药(肉桂1.5~3g/次,人工麝香10g/次)以反佐,较单用清利湿热为佳。

4.尿路阻塞证

症舌脉:小便点滴而下或尿细如线,甚则阻塞不通,小腹胀满疼痛,舌质紫黯或有瘀斑,脉涩。

病机分析:瘀血、败精、肿瘤、结石等阻滞尿路,尿路不畅则小便点滴而下或尿细如线,甚则阻塞不通;尿路阻塞,下焦气血不畅,则小腹胀满疼痛;舌质紫黯或有瘀斑,脉涩均为瘀阻气滞之象。

治法:行瘀散结,通利水道。

方药运用:

(1)常用方:代抵挡丸加减。药用大黄、当归尾、穿山甲、芒硝、桃仁、生地黄、肉桂。

方中大黄、当归尾、穿山甲、芒硝、桃仁活血行瘀,软坚散结为主药;辅以生地黄养血补阴,使活血而不伤血,肉桂温通经脉,鼓舞气血,以助气化,亦能温暖下元,化气行水以通利水道。

(2)加减:血瘀甚者,加红花、牛膝;小便不利者,加滑石、通草;久病正虚者,加黄芪、党参;继发于石淋者,加金钱草、海金沙、冬葵子、萹蓄、瞿麦;伴血尿者,加三七、琥珀化瘀止血;尿中夹精浊、瘀块者,加草薢、土茯苓。

(3)临证参考:本证属于痰凝瘀血阻结为患,宜在辨证基础上配合应用活血化瘀和软坚散结药。属邪实正不虚者,加虫类药如蜂房、地龙、地鳖虫等以搜剔顽痰死血,可提高疗效。

5.脾虚气陷证

症舌脉:小腹坠胀,时欲小便而不得出,或量少而不畅,精神疲乏,气短声低,食欲不振,舌淡苔薄,脉细弱。

病机分析:脾胃虚弱,中气下陷,清阳不升,浊阴不降,膀胱气化无权,开阖无力则小腹坠胀,时欲小便而不得出,或量少而不畅;精神疲乏,气短声低,食欲不振,舌淡苔薄,脉细弱,亦为气虚之象。

治法:升清降浊,化气行水。

方药运用:

(1)常用方:补中益气汤合春泽汤加减。药用人参、炙黄芪、白术、升麻、柴胡、桔梗、陈皮、泽泻、猪苓、甘草。

方中炙黄芪、人参、白术健脾益气为君药;臣以升麻、柴胡、桔梗升阳举陷;并配陈皮调理中焦升降气机而升清降浊,泽泻、茯苓化气行水利水,共为佐药;炙甘草又可调和药性为使药。

(2)加减:小便不利甚者,加肉桂、通草、车前子;排尿无力或失控者,加覆盆子、益智仁等。

(3)临证参考:妊娠胎气不举或产后气虚小便不利者,用升阳益气法,以补中益气汤为基础方加减治疗,往往收到较好效果。

6.肾阳衰惫证

症舌脉:小便不通或点滴不爽,排出无力,面色㿠白,神气怯弱,畏寒肢冷,腰膝冷而酸软,舌淡苔白,脉沉细而尺弱。

病机分析:命门火衰,气化不及州都,故小便不通或点滴不爽;元气衰惫则排尿无力,面色㿠白,神气怯弱;畏寒肢冷,腰膝冷而酸软无力,脉沉细尺弱,舌淡苔白,均为肾阳不足之象。

治法:温阳益气,补肾利水。

方药运用：

（1）常用方：济生肾气丸加减。药用肉桂、熟附子、熟地黄、山药、山萸肉、茯苓、泽泻、牛膝、车前子、丹皮。

方中肉桂、熟附子温补肾中之阳，以鼓舞肾气为君药；辅以山萸肉、牛膝、山药、熟地黄滋补肝肾以阴中求阳，茯苓、泽泻、车前子通调水道，渗利水湿；佐以丹皮清泄肝火，与温补肾阳药相配，补中寓泻，使补而不腻。

（2）加减：精神萎靡，腰膝酸痛者，加红参、鹿角、仙茅、淫羊藿、狗脊、补骨脂等。

（3）临证参考：老年体衰者，督脉精血俱亏，宜加补养精血，助阳通窍之品，常用方如香茸丸。肾气衰，浊邪潴留，症见尿少或闭，恶心呕吐，烦躁甚至神昏者，用千金温脾汤合吴茱萸汤。

7.肾阴亏耗证

症舌脉：小便频数，淋漓不畅，甚或不通，头晕耳鸣，咽干心烦，手足心热，腰膝酸软，舌光红，脉细数。

病机分析：肾阴亏耗，则阳无以化生，膀胱气化无权，水道不利，则小便频数淋漓不畅，甚或不通；肾精不足，脑髓不充则头晕耳鸣；肾主骨生髓，肾亏则腰膝酸软无力；阴虚则生内热，故见手足心热，咽干心烦，舌质光红，脉细数。

治法：滋阴补肾，通利小便。

方药运用：

（1）常用方：六味地黄丸合滋肾通关丸。药用熟地黄、山药、山萸肉、丹皮、茯苓、泽泻、知母、黄柏、肉桂。

方中熟地黄、山药、山萸肉滋阴补肾为主药；辅以丹皮、知母、黄柏清热坚阴，茯苓、泽泻通利小便；少佐肉桂，以助气化，通利小便，亦有阳中求阴之意。

（2）加减：口干而渴者，加沙参、麦冬、白茅根、百合。

（3）临证参考：本证患者多为高年体衰之人，或过用苦寒、分利之品，在肾阴不足的基础上常兼气虚，以致气阴亏耗并见，治疗宜气阴兼顾，可予西洋参10g另煎频服，或兑入汤药中。注意滋阴不可过于滋腻，防止碍胃。

五、其他疗法

1.中成药

（1）金匮肾气丸：每次1丸，每日2次。用于肾阳不足癃闭者。

（2）六味地黄丸：每次30粒，每日2次。用于肾阴亏耗癃闭者。

（3）大黄䗪虫丸：每次1丸，每日2次。适用于尿路阻塞而致癃闭者。

（4）癃闭舒胶囊：每次3片，每日2次。温肾化气，清热通淋，活血化瘀，散结止痛。用于肾气不足，湿热瘀阻之癃闭所致尿频、尿急、尿赤、尿痛、尿细如线，小腹拘急疼痛，腰膝酸软等症。

（5）前列癃闭通胶囊：每次4粒，每日3次。益气温阳，活血利水。用于肾虚血瘀所致癃闭，症见尿频，排尿延缓、费力，尿后余沥，腰膝酸软。

（6）前列康舒胶囊：每次5粒，每日3次，疗程二周。解毒活血，补气益肾。用于肾虚湿热瘀阻型慢性前列腺炎的治疗，可改善尿频，尿急，尿痛，腰膝酸软，会阴胀痛，睾丸隐痛等症状。

2.单验方

（1）卫矛汤：新鲜卫矛（枝杆连根叶羽），共250～500g，黄酒约30～50ml，加水煮，煎后去滓，趁热在饭前顿服。卫矛即鬼箭羽，有活血化瘀祛风的作用。

（2）一味瓜蒌汤坐浴：瓜蒌30～60g，煎汤坐浴约20分钟左右。用药时有出汗及轻度头昏，余无不良反应。瓜蒌甘苦微寒,入肺、胃、大肠三经,降肺气,清热化痰,使肺气下行而通调水道。

3.外治法

(1)独头蒜头 1 个,栀子 3 枚,盐少许,捣烂,摊纸贴脐部。

(2)食盐半斤,炒热,布包熨脐腹,冷后再炒热敷之。

(3)葱白 1 斤,捣碎,入人工麝香适量拌匀,分两包,先置脐上 1 包,热敷约 15 分钟,再换另 1 包,以冰水熨亦 15 分钟,交替使用,以小便通为度。

(4)热敷:用热毛巾或热水袋温敷小腹或会阴部,也可采取热水坐浴,以松弛膀胱括约肌和尿道各部位的痉挛。适用于前列腺肥大引起的排尿不畅,也适用于急性尿潴留。

(5)流水诱导法:使病人听到流水的声音,即可有尿意,随之解出小便。适用于神经精神疾患病人出现的尿闭。

4.针灸

(1)通治法:以通调膀胱气化为主,选足太阳、足少阴、足太阴和任脉等经穴为主。如肾俞、膀胱俞、三焦俞、中极、气海、阴陵泉、三阴交、阴谷或委阳等,每次 3～5 穴,用毫针刺,酌情补泻。肾气不足者,配合灸法治疗。

(2)膀胱湿热证:可选足太阳、足太阴等穴为主。如中极、膀胱俞、委阳、阴陵泉,三阴交等,用毫针刺,行泻法。

(3)尿路阻塞证:可选任脉及足太阳经穴为主,如膀胱俞、肾俞、气海、关元、中极、三阴交、阴陵泉等,用毫针刺,行泻法。

(4)肾阳衰惫证:选足少阴、足太阳、任脉和督脉等经穴为主,如命门、三焦俞、肾俞、气海、关元、委阳和阴谷等,用毫针刺,行补法,可配合灸法。

5.推拿

以食指、中指、无名指三指并拢,按压中极穴;或用揉法或摩法,按顺时针方向在患者下腹部操作,由轻而重,用力均匀,待膀胱呈球状时,用右手托住膀胱底,向前下方挤压膀胱,再用左手放在右手背上加压使排尿。

【转归与预后】

一、转归

本病临床有实证、虚证、虚实夹杂证之不同。病情之轻重变化及各证候之间的转化与治疗是否及时、正确,与本病转归关系密切。

肺热气壅证经过正确的治疗,可以防止和减少由癃至闭的发生。但有少数病人因上、下焦均为热气闭阻,小便数日不通而发展为关格重症,故急性热病早期予宣降肺气,以利水道,至关重要。

膀胱湿热证,多数起病缓慢,病程缠绵,若能坚持治疗,注意生活调摄,则能很好地控制病情。若以酒为浆,以妄为常,则病情迁延难愈。

肝郁气滞证,起于情志因素而诱发者,在祛除诱因后,病情可迅速好转。因创伤、手术而致者,其转归与经脉损害程度及轻重有关。

尿路阻塞证,预后与阻塞尿路实邪性质有很大关系。较小的砂石阻塞,经通淋排石治疗后,可使尿路迅速通畅;较大砂石嵌顿或肿块压迫而致者,症情多属危重。

脾虚气陷证,为老年患者常见的类型。因年迈体衰,正气不足,治疗不易速效。非急性尿闭者,宜注意守防,缓缓图之,并配合生活起居调摄,否则易反复发作,缠绵难愈。

肾阳衰惫证,多发生于各种原发疾病的晚期,多数患者渐进发展成为关格重症。若能及时有效地纠正浊邪潴留,防治阳气欲绝的先兆征象,则可在一定时间内病情相对稳定,患者可带病延年。

肾阴亏耗证,临床易演变成肝肾阴竭,肝风内动的危候,亦可阴损及阳致肾阴阳衰惫,病机复杂,病难治愈。

应当指出,尽管古今医家对癃闭的防治积累了一定的经验,但还没有根本解决各类证候由癃转闭的防治问题,尤其对癃闭重证的治疗有待进一步研究。

二、预后

癃闭患者若得到及时有效治疗时,尿量可逐渐增加,病情好转,并有可能完全治愈。实证者治疗相对较易;虚证者治疗较难,且反复发作,缠绵难愈。如若失治或治疗不当,病情可迅速加重。如出现眩晕、目昏、胸闷、喘促、恶心、呕吐、水肿,甚则昏迷、抽搐,是由癃闭转为关格之重症,若不及时抢救,患者死亡率很高,预后极差。

【护理与调摄】

患者一般应卧床休息。若病情加重,出现无尿、呕吐、昏迷、抽搐,变为关格重症时应建立特别护理,密切观察神志、血压、呼吸、脉搏等情况,记 24 小时出入量。

本病患者情绪多紧张而郁闷,必须加强心理护理,解除患者的紧张情绪,保持其心情平静,让病人自行徐徐用力,收缩腹肌,增大腹内压试行排尿。

癃闭以膀胱潴留尿液为主者,可用按摩膀胱法,用手掌平贴于病员少腹部,轻轻施加压力,从上向下挤压膀胱底部,以助排尿,但切忌暴力。也可用温敷会阴法,用温水持续热敷或冲洗会阴部,起诱导排尿作用。使用上述方法 24 小时仍无尿者,可考虑用导尿术,进行人工排尿,必要时留置导尿。

对放置保留导尿管者,保留导尿瓶或袋应消毒,必须密封,每日更换;每日用地骨皮露或 1:500 呋喃西林溶液 250ml 冲洗膀胱;定时开放导尿管,以间隔 4 小时开放 1 次为宜,切忌保留导尿持续引流,应鼓励患者多次饮水,保证每日尿量达 2500ml 以上。

癃闭患者的饮食以清淡为宜,忌食辛辣肥甘之品。

【预防与康复】

一、预防

积极预防急性脊髓炎(上呼吸道感染、流感、肺炎、腮腺炎、肝炎等所致)以及脊髓损伤,以免发生膀胱功能障碍,导致尿潴留的发生。

对于使用某些诊断和治疗措施(如卡那霉素中毒、造影剂中毒、腹部手术后腹膜炎等),要提高警惕,以免患者发生癃闭。

对双侧肾功能逐渐减退者,要早期发现,及时正确处理,以免发生尿闭证。

50 岁以上男性老年人有排尿费力、尿频、排尿不畅或排尿呈滴沥状,应及时请泌尿科医生检查,做到早诊、早治疗,防止前列腺肥大并发急性尿潴留而致癃闭。有肿瘤者应采取积极有效的治疗。

二、康复

癃闭症状缓解后可行康复治疗。

1.药物康复

在康复阶段,可继续辨证选用清湿热、散瘀结、利气机或补脾肾等方药以巩固疗效,防止复发。常用八正散、抵当丸、补中益气汤、济生肾气丸、六味地黄丸、滋肾通关丸等。

2.食疗康复

(1)实证癃闭者:可常用车前子草或荸荠梗,煎汤代茶。

(2)脾胃虚弱者:可常服芡实茯苓粥。芡实 15g,茯苓 10g(捣碎),加水适量,煎至软烂时,再加淘净的大米适量,继续煮烂成粥,每日分顿食用。

（3）肾气虚弱者:可常服制黑豆。黑豆500g以水泡发备用,熟地黄、山萸肉、茯苓、补骨脂、菟丝子、旱莲草、黑芝麻、当归、桑椹子、五味子、枸杞子、地骨皮各10g,共煎汤制黑豆。

【医论提要】

癃闭之名,首见于《内经》。《素问·宣明五气》云:"膀胱不利为癃"。《素问·气厥论》云:"胞移热于膀胱,则癃溺血"。《灵枢·本输》从虚实补泻的角度论及癃闭与遗溺的关系:"实则闭癃,虚则遗溺。遗溺则补之,闭癃则泻之"。《素问·标本病传论》从小便癃闭的病机病位分析云:"膀胱病,小便闭"。《素问·灵兰秘典论》从生理功能角度言:"膀胱者,州都之官,津液藏焉,气化则能出矣",又说,"三焦者,决渎之官,水道出焉",这说明小便闭是与三焦水道与膀胱气化密切相关的。饮食与癃闭发病有关,《灵枢·五味论》指出:"酸走筋,多食之,令人癃",又说:"酸入于胃,其气涩以收,上之两焦,弗能出入也。不出即留于胃中,胃中和温,则下注膀胱,膀胱之胞薄以濡,得酸则缩绻,约而不通,水道不行,故癃"。

汉代张仲景在《伤寒论》论及水蓄膀胱、小便不利的五苓散证,与热结膀胱、太阳蓄血的桃核承气汤证等,对后世临证很有启迪。

隋代巢元方《诸病源候论》论及小便不通与小便难的原因在于肾与膀胱有热,即有"热气大盛"则"小便不通";"热势极微"则"但小便难"之说。唐代《备急千金要方》与《外台秘要》都载有治疗小便不通或小便难的方药。而且《备急千金要方·膀胱腑》谓:"以葱叶除尖头,内阴茎中深三寸,微用口吹之,胞胀,津液大通,便愈"。这是世界上最早关于人工导尿术的记载。

元代医家朱丹溪认为"气虚"、"血虚"、"有痰"、"风闭"、"实热"等不同情况均可导致小便不通。"气虚,用参、芪、升麻等,先服后吐,或参芪药中探吐之;血虚,四物汤,先服后吐,或芎归汤探吐亦可;痰多,二陈汤,先服后吐,以上皆用探吐"。这里朱氏率先提出用探吐法治疗癃闭,并且进一步解释说:"(该法)譬之如滴水之器,若闭其上窍,则下窍不通;开其上窍则下窍必利"。而且又补充说:"若痰气闭塞,二陈汤加木通、香附探吐之"(《丹溪心法·小便不通》)。临床常用的"提壶揭盖"之法,即宣肺气以行小便者,实源于《丹溪心法》及《丹溪心法附余》。

《景岳全书》把癃闭的病因病机归结为四大方面:即火邪结聚小肠膀胱者;热居肝肾者;真阳下竭气虚不闭者;有肝强气逆气实而闭者。张氏对于气虚而闭的情况论之尤详:"今凡病气虚而闭者,以真阳下竭,元海无根,水火不交,阴阳否隔,所以气自气,而气不化水,水自水,而水蓄不行"。这里张氏气化之论十分精辟。清代罗国纲亦有妙语:"如水寒冰冻,得太阳一照,而阴凝自流通矣"(《罗氏会约医镜·论小便不通》)。具体治疗中,张氏以为:"若素无内热之气者,是必阳虚无疑也,或病未至甚。须常用左归、右归、六味、八味等汤丸,或壮水以分清,或益火以化气,随宜用之,自可渐杜其原";又说:"若素阳脏内热,不堪温补,而小便闭绝者,此必真阳败绝。无阴则阳无以化,水亏证也。治宜补阴抑阳,以化阴煎之类主之。"

明代医家李中梓总结出治癃闭七法,垂法后世。李氏在《医宗必读·小便癃闭》中认为该病病机关键在于肺与膀胱的气化作用。他说:"《内经》分肝与督脉、三焦与膀胱四经,然太阳膀胱但主藏溺。其主出溺者,皆肝经及督脉及三焦也。……夫主气化者,太阴肺经也。若肺燥不能生水,则气不及州都"。七治法分别为:①清金润肺:药用车前、紫菀、麦冬、茯苓、桑皮之类;②燥脾健胃:药用苍术、白术、茯苓、半夏之属;③滋肾涤热:可取知母、黄柏、玄参、地黄、泽泻、通草等;④淡渗分利:药用茯苓、猪苓、通草、泽泻等;⑤疏利气机:药用枳壳、木通、橘红之类;⑥苦寒清热:上焦有热者,用栀子、黄芩;中焦有热者,黄连、芍药;下焦有热者,可加黄柏、知母;⑦温补脾肾:肾阳不足者,金匮肾气丸或八味丸;脾弱气陷者,可用补中益气;气虚可用独参汤。总之,李氏治癃闭一病不仅治验甚丰,而且用药精当,善于总结创新。

清代《谢映庐医案·癃闭门》总结该病治法:"小便之通与不通,全在气之化与不化。然而气化二字唯言之矣。有因湿热郁而气不化者,用五苓、八正、禹功、舟车之剂,清热导湿而化之;有因上窍吸而下窍之气不化者,用搐鼻法、探吐法,是求北风开南牖之义,通其上窍而化之;有因阴无阳而阴不生者,用八味丸、肾气汤,引入肾命,熏蒸而化之;有因阴而阳无以化者,用六味丸、滋肾丸,壮水制阳光而化之;有因中气下陷而气虚不化,补中益气,升举而化之;有因冷结关元而气凝不化,真武汤、苓姜术桂之类,开冰解冻,通阳泄浊而化之;有因脾虚而九窍不和者,理中汤、七味白术散之类,扶土利水而化之。古法森立,难以枚举。总之,治病必求其本"。谢氏之论详实中的。另外,《叶香岩外感温热篇》中指出:"热病救阴犹易,通阳最难,救阴不在血,而在津与汗;通阳不在温,而在利小便",说明癃闭不仅仅出现在杂病当中,而且在急性传染性热病中也是治疗的难点与关键。

【医案选粹】

案一

郡守王镜如,痰火喘嗽正甚时,忽小便不通,自服车前子、木通、茯苓、泽泻等药,小腹胀满,点滴不通。余曰:右寸数大,是金燥不能生水之故,惟用紫菀五钱,麦冬三钱,北五味子一粒,人参一钱,一剂而小便涌出如泉,若淡渗之药,则反致燥急之苦,不可察也。

案二

任某,男,56 岁,门诊号:7528055,初诊日期:1975 年 6 月 25 日。

有前列腺肥大史,尿少色黄且痛,足肿按之如泥,凹陷不起,面色灰滞,眼睑浮肿,本月 6 日起尿闭,曾 3 次导尿,刻下小便不畅,尿频量少,夜 5～6 次,舌边红,苔白干燥,脉沉细涩。超声波检查:膀胱积水 500ml。

辨证:湿热瘀阻于下焦,膀胱宣化失司,发为淋沥而痛。

治法:清利通淋。

方药:炒知柏 9g　肉桂丸 1.5g(分吞)　木通 9g　萹蓄草 18g　块滑石 30g　金钱草 30g　红藤 30g　败酱草 30g　桃仁 12g　防己 12g　虎杖 30g　生升麻 9g

7 月 2 日(二诊):小溲较利,量亦增多,尿痛亦止,足肿亦消三分之二,苔薄白,脉沉细。尿利肿消,水湿已得下泄。超声波检查:膀胱余尿仅 100ml。原方再进。

7 月 9 日(三诊):足肿又退,小便次数减至每夜 1～2 次,但尿色深黄且混,味臭,纳呆乏力,脉沉细,苔薄,舌质红。下焦湿热未楚,再守原意进退。

炒知柏 9g　肉桂丸 1.2g(分吞)　红藤 30g　粉草薢 12g　败酱草 30g　米仁 15g　木通 4.5g　竹叶 9g　虎杖 30g　生黄芪 15g　防己 9g　六一散 30g(包煎)

7 月 22 日(四诊):上方服 14 剂。年愈半百,脾肾两亏,阳不足则阴无以化,故服通利之剂,足肿虽减而未能尽退,观其尿色黄混,量不多,而色灰黄。乃湿热尚未清彻之故也。法当标本兼顾。

炒知柏各 9g　肉桂丸 1.8g　红藤 30g　败酱草 30g　熟附片 6g　白术芍各 9g　猪茯苓各 12g　泽泻 8g　椒目 6g　虎杖 30g　7 剂

服本方后,足肿退净,水湿得泄故也,尿量多,色淡黄。超声波检查:膀胱积水已消,下焦湿热已得净化,患者已无自觉症状,再以前方续服,巩固疗效。

【现代研究】

一、病因病机研究

无论外邪内伤,致使膀胱气化功能失衡,可导致本病发生。近十年来现代中医医家对本病的病因病机提出了一些新的认识。谭宏祜等提出肺主一身之气,为水之上源,肺为华盖,气行则水行。

如果肺气失于宣畅,不能通调水道,可以引起尿闭。要全保等提出前后癃闭属于足太阳膀胱经病变,与足阳明胃经相表里。二阴相互关联、相互影响、相互调节。肾主前后二阴,二者在生理上密切相关,均为人体泻浊之器,是饮食水谷运化后糟粕的排泄出口。在病理上相互影响。

二、证候学与辨证规律研究

提出老年癃闭证与肺脾肾三脏关系密切。肺主一身之大气,为水之上源,上焦之气不化,当责之于肺,肺失其职,不能通调水道下输膀胱,可致癃闭。脾主运化,恶水湿,中焦之气不适,当责之于脾,脾土虚弱,力不胜湿,运化无权,可致癃闭。肾为水之下源,与膀胱互为表里,统摄周身之水液,肾阳不足不能温煦膀胱以化气,肾阴不足,湿与热凝结阻塞水道,都可导致癃闭。可见肺的通调,脾的传输,肾的气化与水液代谢有极为密切的关系,故可认为老年癃闭和水肿一样,其本在肾,其标在肺,其治在脾,因此老年癃闭证应从三焦及其气血的变化剖析病机,分辨标本论治。

三、治则治法研究

六腑以通为用,通利是治疗癃闭的基本原则。也有医家采用提壶揭盖、开后窍以通前窍等治法亦取得一定的疗效。谭宏祜等认为提壶揭盖法根据升降相因之理,通过宣畅肺气,达到通调水道以利小便的目的。提壶揭盖法既可作主法,亦可作辅法参伍于其他治法中。如因中焦而不能转输或下焦肾虚不能开合,气化失常导致尿闭者,在治脾治肾时,都可酌加开宣肺气之药物。要全保等提出癃闭属于足太阳膀胱经病变,与足阳明胃经相表里,通大便开后窍也可通过通降胃腑之气,间接疏通太阳膀胱经气,达到启前窍以治疗癃闭的作用。

四、辨证用药研究

采用温肾汤(熟地黄、山药、茯苓、泽泻、牛膝、山茱萸、牡丹皮、桂枝、杜仲、车前子、炮附子、甘草)治疗肾阳亏虚型老年前列腺增生症57例,治愈42例,好转15例。临床治愈率73%。祝东友运用活血化瘀、软坚散结、利尿通淋之黄龙汤加减对照前列欣胶囊治疗前列腺增生症各63例,结果治疗组显效43例,有效17例,无效3例,有效率95.2%,较对照组总有效率68.3%差异有显著性意义。周来超等使用活血化瘀、软坚散结之琥石汤(琥珀、穿山甲、水蛭、浙贝母、乌药、乌梅、牛膝、石韦、当归、石见穿、王不留行、黄芪)治疗前列腺增生症132例,临床治愈33例(25%),好转87例(66%),无效12例(9%),总有效率91%。欧亚龙等自拟消积通关汤治疗前列腺增生患者62例,疗程2个月。结果显效15例,有效33例,无效14例,总有效率为7.4%。

第四节　关　格

【定义】

关格是指因脾肾阳虚,浊毒壅阻,三焦气化失司所致以小便不通且呕吐不止为特征的一种危重病证。小便不通名曰关,呕吐不止名曰格,两者并见曰关格。关格晚期,浊毒、瘀血相因为患,可致五脏俱伤而正虚邪实,寒热错杂,变证多端。

【范围】

西医学的急进性肾炎、慢性肾盂肾炎、肾动脉硬化性肾病、系统性红斑狼疮性肾炎、家族性肾炎、糖尿病性肾病、各种中毒性肾病、多发性骨髓病、多囊肾、痛风性肾病、高血压性肾病、多发性结石,以及各种原因所致的尿潴留、肝肾综合征、前列腺增生、下腔静脉栓塞、肾血管狭窄等所致的慢性肾功能衰竭,或因失血、休克、败血症、流行性出血热、物质中毒等引起肾缺血受损所致的急性肾功能衰竭,均可参照本节辨证论治。

【病因病机】

一、病因

关格常继发于多种急慢性疾病之后,属危重病证,凡外感风湿热邪,内伤七情,劳倦过度,饮食失调,或创伤、失血、中毒、烧伤、尿路阻塞、毒物等等,造成脏腑功能失调,气血失和,进而损伤肺脾肾三脏的功能,致浊毒壅塞,三焦不利,均可发为本病。

二、病机

1.发病　一般继发于急性病证,如创伤、失血、休克、尿路阻塞、毒物伤肾等,发病多急骤;继发于慢性病证,如水肿、淋病、癃闭等,则发病多缓慢。

2.病位　本病病位主要在下焦肾脏,与肺脾关系密切。后期病位广泛,可涉及五脏及胃肠、膀胱、骨、脉、脑等各个脏器。

3.病性　病性属正虚邪实,虚实夹杂之证。正虚为本,多以脾肾虚损为主,后期可致五脏虚衰,气血亏虚。邪实为标,多以浊毒壅阻为主,病邪不外乎水、湿、痰、浊、火、热、毒、气滞、血瘀等。

4.病势　本病的发展变化极为复杂,然总是由少数几个脏器受损逐渐累及多个脏器,由实致虚,因虚致实,病由轻渐重发展,终可致五脏俱伤,气血阴阳俱虚,命门火衰,而有阴阳离决之势,病情危急,殃及生命。

5.病机转化　病机转化取决于正虚与邪实之间的抗争。脾肾阳虚可内生湿浊,进而湿浊蕴结酿毒,浊毒寒化伤正,可出现湿浊困脾、脾气衰败、心阳欲脱、命门火衰等证候;浊毒化热,热毒炽盛,入营动血,可致肝风内动;浊毒壅滞,气血运行不畅,可致气滞血瘀。因虚可致实,实邪更伤正,正更虚,邪更实,本虚标实,病机十分复杂。关格病因病机见图 3-4。

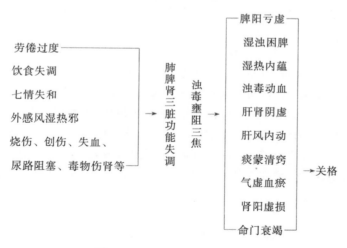

图 3-4　关格病因病机示意图

【诊断与鉴别诊断】

一、诊断依据

按照 2008 年中华中医药学会发布的《中医内科常见病诊疗指南·中医病证部分》。

1.以呕吐和小便不通或二便不通为主症,但必须先有小便少或不通,而后出现呕吐。

2.发病一般较缓慢,多有水肿、淋证、癃闭等肾系疾病的病史和外感风寒、风热等诱发因素;也可由某些疾病如温毒、霍乱、疮疡等突然转变而来;另有部分病人早期阶段不明显或很短暂,疾病迅速进入后期阶段。

3.理化检查 可见肾功能不全的多种指标改变。

二、鉴别诊断

癃闭 参见本章第三节癃闭。

【辨证论治】

一、辨证要点

1.辨病性 恶心呕吐,胸闷痞塞,腹泻无度,皮肤燥痒,肢搐手颤,呼气带溺臭,尿少而闭者,病性属浊毒;若呕吐痰涎,气急痰多,漉漉有声,舌胖尿少身胖者,病性属痰;皮下紫癜,牙宣鼻衄,面色黧黑,舌质紫黯者,病性属瘀;神疲乏力,腰膝酸软,面㿠气短,全身浮肿,夜尿增多,皮肤甲错,四肢厥冷者,病性属虚。临床要分清本虚标实孰多孰少,孰缓孰急。

2.辨病位 纳呆少食,时时泛呕,神疲膝软,下肢浮肿,活动时加重,休息时减轻,尿量动则减少,卧则增多,病变部位在肾与脾,以肾为主;若纳呆泛恶,肢肿尿少,腹泻少则数次,多则10余次,甚则大便失禁,舌淡胖边有齿印,病变在肾与脾,以脾为主;恶心呕吐,胃脘满闷,欲食不食,强食即吐,尿少肢肿,病变部位在肾与胃,以肾为主;若恶心呕吐频作,口有尿味,秽浊难闻,纳呆腹胀,便结苔黄,病变部位在肾与胃,以胃为主;心悸怔忡,烦躁不安,甚则神昏,少尿或无尿,全身浮肿,气急不续,面色惨白,汗出如雨,病变部位在肾与心;气短喘促,气息微弱,小便不通,肢体浮肿,病变部位在肾与肺;下肢抽动,或手指颤抖,间或突发癫痫状,甚则神昏痉厥,尿少肢肿,病变部位在肾与肝。

二、治疗原则

关格的基本病理变化是脾肾阳虚,浊邪壅滞三焦。其前期表现主要是脾肾阳衰,阳不化湿,故治疗应以健脾益肾,温阳补气为主,用药刚柔相兼,配用血肉有情之品,缓缓补之,使脾肾阳虚逐渐恢复。至后期,虚实兼夹,脾肾更衰,浊邪壅滞三焦,治疗应补中有泻,补泻并重,泻后即补,或长期补泻同用,如在温补脾肾之中分别予以止呕利溲,降浊化痰,开通疏利等法。

三、应急措施

1.浊邪侵犯中焦,患者出现上吐下秘,呕吐频繁,大便秘结不通,小便量少者,可选用吴茱萸、生姜、人参、大枣、附子、干姜、大黄、甘草等温中降逆,攻下降浊之剂。

2.浊邪内蒙清窍、昏迷不醒者,可用苏合香丸灌服。或用醒脑静10～20ml加入0.9％氯化钠注射液250ml静脉滴注。如痰浊化热,热入血分,见高热神昏、出血者,同时应用至宝丹或紫雪丹,或牛黄清心丸,或清开灵注射液20～40ml加入0.9％氯化钠注射液250ml静脉滴注。

3.浊邪侵犯下焦出现命门衰竭,或心肾阳衰,见汗出肢冷,气急不续,唇舌紫黯者,急宜温阳固脱,温肾纳气,重用附子、人参,灌服黑锡丹。或参附注射液50～100ml静脉滴注。

四、分证论治

1.脾阳亏虚证

症舌脉:泛恶呕吐,尿少,面部或下肢水肿,神疲乏力,纳食不香,面色无华,大便溏,舌淡胖,苔薄白或白腻,脉沉细或濡细。

病机分析:脾阳亏虚,中气下陷,膀胱气化无权,水道不利,则尿少;阳虚不能化湿,湿浊中阻,清阳不升,浊阴不降,胃气失和,胃气夹浊阴上逆则泛恶呕吐;脾阳不足,脾失健运,水谷不化精微,气血生化日薄,无以滋养周身则面色无华,神疲乏力,纳食不香;水湿不运,泛滥肌肤则见面部或下肢水肿;舌淡胖、苔薄白或白腻、脉沉细或濡细、大便溏均为脾阳不足,阳不化湿之象。

治法:温运脾阳,以利水湿。

方药运用:

(1)常用方:防己黄芪汤合附子理中丸加减。药用附子、生黄芪、党参、白术、汉防己、大黄、车前子、薏苡仁、茯苓、枸杞子、炙甘草。

方中附子温阳化湿为君;辅以黄芪、党参、白术健脾益气;汉防己、茯苓、薏苡仁、车前子利水渗湿,大黄泄浊解毒,枸杞子补益肝肾,以阴中求阳为佐药;炙甘草调和诸药为使药。

(2)加减:湿抑中阳者,加桂枝;水肿甚者,加补骨脂,并加重附子量,以助气化。

(3)临证参考:本证可见于关格的各个阶段,常与其他证型兼见。故须同相应治法合用。

2.肾阳虚损证

症舌脉:面色晦滞,纳呆呕吐,水肿尿闭,腰膝酸软,足跟痛,形寒肢冷,舌质淡白如玉而胖,苔薄白,脉沉细。

病机分析:脾阳亏损,伤及肾阳,阳虚气化无权则见尿闭;水湿不运,泛滥肌肤则见水肿;水湿中阻,胃失和降,胃气夹水湿上逆则纳呆、呕吐;阳虚不能温煦形体则见形寒肢冷;肾主骨生髓,肾阳虚损,失于温养则腰膝酸软,足跟痛;舌质淡白如玉而胖大,苔薄白,脉沉细均为阳虚之象。

治法:温补肾阳,助阳化气。

方药运用:

(1)常用方:济生肾气丸合真武汤加减。药用肉桂、附子、茯苓、白术、泽泻、车前子、牛膝、生姜、白芍。

方中肉桂、附子温补肾阳,温阳化气为君药;辅以白术健脾利湿,茯苓、泽泻、车前子渗湿利水;佐以牛膝强壮腰膝,引药下行,生姜温散水气,白芍和营益阴缓急。

(2)加减:小便清长者,去泽泻、车前子,加菟丝子、补骨脂以温固下元;呕吐甚者,用生姜汁滴舌。

(3)临证参考:本证常为脾阳亏损证的进一步发展,临床多以脾肾阳虚并见,治疗宜温补脾肾并举,方宜附子理中丸、济生肾气丸或右归丸加减。常用药物有淫羊藿、仙茅、巴戟天、炮附子、肉桂、鹿角片、杜仲、枸杞子等,临证可酌情选用。

3.湿浊困脾证

症舌脉:呕吐频作,尿少水肿,纳呆腹胀,面色无华,神疲乏力,四肢困重,大便溏,舌胖淡,苔厚腻,脉沉细或濡细。

病机分析:脾阳亏损,阳不化湿,湿浊内蕴,壅滞三焦,气化失司则尿少水肿;湿浊中阻,脾胃失和,胃气夹湿浊上逆则呕吐频作;湿浊阻滞,中焦气机不利则纳呆腹胀;水湿外溢肌肤则四肢困重;脾胃虚弱,气血生化乏源,无以润养周身则面色无华,神疲乏力;舌淡胖、苔厚腻、脉沉细或濡细、大便溏等,均为阳虚水湿内蕴之象。

治法:温阳健脾,行气化浊。

方药运用:

(1)常用方:实脾饮与香砂六君子汤加减。药用茯苓、猪苓、白术、生姜、熟附子、桂枝、苍术、草果、大腹皮、党参、木香、香附、砂仁、陈皮。

本证是由于湿浊壅阻中焦,脾阳亏损,阳不化湿,升降失司而成。方中附子、桂枝、生姜、草果温阳散寒化湿,党参、白术、茯苓健脾补气除湿,猪苓、苍术、大腹皮利水去湿,共奏温阳健脾化湿之功,故为主药;木香、香附、砂仁、陈皮理气降逆,行气利湿,取气行则水行之意为辅药。

(2)加减:气虚甚者,加黄芪;肿甚者,加补骨脂。

(3)临证参考:若见腹胀便溏、水肿,口中有尿臭味而咸者,属脾肾两虚,应脾肾兼顾。

4.湿热内蕴证

症舌脉:呕吐频频,尿少便秘,脘腹痞满,纳呆,口干不欲饮,舌质红,苔黄腻,脉滑数。

病机分析:湿热蕴结中焦,气机升降失调,三焦水道不利则尿少;脾胃失和,胃气上逆,则呕吐频频;胃纳脾运功能减退则纳呆,脘腹痞满,便秘;内有湿热,故口干不欲饮,舌红,苔黄腻,脉滑数。

治法:清热化湿,降逆止呕。

方药运用:

(1)常用方:黄连温胆汤加减。药用黄连、茵陈、赤小豆、栀子、大黄、木通、半夏、生姜皮、茯苓皮、陈皮、大腹皮、枳实、竹茹。

湿热壅滞中焦,脾胃气机升降失司而成本证,故当清热化湿,调畅中焦气机。方中黄连、茵陈、赤小豆清热化湿泻火为君药;栀子、大黄、木通助君药清热泻火之功,使火热从二便而出,半夏、生姜皮、茯苓皮助君药利湿化浊,共为臣药;陈皮、大腹皮、枳实调畅脾胃气机,理气祛湿降逆,竹茹和胃止呕,共为佐药。

(2)加减:胸闷腹满甚者,加葶苈子、防己;湿热下注,尿频而痛者,加蒲公英、石韦;咽痛者,加山豆根。

(3)临证参考:湿热久羁可化燥伤阴,肿而咽干,大便干者,治疗当防利水伤阴,可用猪苓汤滋阴清热利湿。若大便干者,应重用大黄。

5.浊毒入营动血证

症舌脉:尿闭水肿,呕吐臭秽或呕血,发热,渴喜冷饮,牙宣衄血,烦躁或神昏,大便秘结,舌质红绛,苔黄,脉洪有力。

病机分析:湿热蕴结,酿成热毒,热入营血,致血热妄行,血溢脉外而发生呕血,牙宣衄血等诸出血之症;毒热内蕴则发热,渴喜冷饮,大便秘结,舌质红绛,苔黄;热扰神明则烦躁或神昏;热毒壅盛三焦,三焦气化不利则尿闭、水肿;热毒内蕴,气机失和,胃气上逆则呕吐臭秽;邪盛于内则脉洪有力。

治法:清热解毒,凉血敛阴。

方药运用:

(1)常用方:清瘟败毒饮加减。药用水牛角、生地黄、赤芍、生石膏、知母、黄芩、黄连、栀子、生甘草。

本证由蕴毒入营,动血生风而致,故当清营凉血解毒以救其急。方中水牛角、生地黄、赤芍清营凉血解毒,用以为君;辅以生石膏、知母、生甘草大清气分之热,黄连、黄芩、栀子苦寒泻火解毒;生甘草又能调和诸药,亦为使药。

(2)加减:心烦者,加竹叶;腹痛便血者,加木香、白芍、地榆,以缓急止痛,凉血止血。

(3)临证参考:若热盛津亏,则重用石膏、生地并加麦冬以清热生津。

6.肝肾阴虚证

症舌脉:泛恶呕吐,腰以下水肿,尿少黄赤,伴头晕耳鸣,五心烦热,腰膝酸软,咽干,舌红少苔,脉弦细数。

病机分析:关格日久,伤及肝肾精血,正伤邪盛,三焦气化失司则尿少,腰以下水肿;浊毒内蕴,气机失和,胃气上逆则泛恶呕吐;肝肾阴虚则头晕耳鸣,腰膝酸软,咽干;阴虚生内热则五心烦热,尿赤;舌红少苔、脉细数均为阴虚之象。

治法:滋养肝肾。

方药运用:

(1)常用方:六味地黄丸加减。药用熟地黄、山药、山萸肉、枸杞子、当归、泽泻、茯苓、丹皮、川牛膝、车前子、炙甘草。

肝肾阴精亏损,虚火夹湿浊内蕴而成本证,故治宜滋养肝肾之阴精治其本,兼以清利湿热治其标。方中熟地黄、山药、山萸肉、枸杞子滋补肝肾之精血,为君药;当归补血养血为臣药;丹皮凉血清热而泻肝肾之火,泽泻、茯苓、车前子利水渗湿,使湿热之邪从小便而去,川牛膝利尿通淋,又能活血祛瘀,滋补肝肾,共为佐药;炙甘草调和诸药,是为使药。

(2)加减:湿热下注者,加石韦、萹蓄以清利湿热。

(3)临证参考:肝肾阴虚,易生风动血,应及时滋补肝肾,以防虚风内动,但本病常夹有浊毒湿热之邪,用药不宜滋腻太过,以免滞邪。

7.肝风内动证

症舌脉:尿闭水肿,泛恶呕吐,皮肤瘙痒,头痛指颤,烦躁不安,甚或神昏抽搐,舌抖或卷缩,舌质红而干,苔少或光,脉弦细数。

病机分析:多见于关格的中后期,关格日久,浊毒伤正,肝肾阴虚,虚风内动,故尿闭,水肿,泛恶呕吐;日久又见皮肤瘙痒,头痛指颤,抽搐,舌抖或卷缩;风阳夹浊毒上扰神明,则烦躁不安,甚或神昏;舌红而干,苔少而光、脉弦细数为阴血耗伤之象。

治法:平肝潜阳息风。

方药运用:

(1)常用方:天麻钩藤饮、大定风珠加减。药用天麻、钩藤、石决明、牛膝、杜仲、桑寄生、龙骨、牡蛎、夜交藤、茯神木、炙甘草。

方中天麻、钩藤平肝息风为君药;牛膝、杜仲、桑寄生补益肝肾,滋水涵木,龙骨、牡蛎、石决明重镇潜阳息风,共为臣药;佐以夜交藤、茯神木宁心安神;炙甘草调和诸药为使药。

(2)加减:头痛甚者,加菊花;胁痛口苦,便秘者,加龙胆草、夏枯草、大黄。

(3)临证参考:如抽搐不止者,可加阿胶、麻仁甘润存阴,加五味子、甘草以酸甘化阴息风。

8.气虚血瘀证

症舌脉:尿少肢肿,呕吐时作,伴气短乏力,头晕心悸,面色萎黄,腰部刺痛或鼻齿衄血,舌质黯或有瘀斑,脉细无力或细涩。

病机分析:久病脾虚,气血生化乏源,气机失和,三焦气化无权则尿少肢肿;胃气上逆,呕吐时作;气虚则气短乏力,血亏则头晕、心悸、面色萎黄;气血亏损,血行瘀滞致瘀血内停,则腰部刺痛,鼻齿衄血,舌黯有瘀斑,脉细弱。

治法:益气活血。

方药运用:

(1)常用方:八珍汤合血府逐瘀汤加减。药用党参、炙黄芪、白术、当归、川芎、桃仁、丹参、枳壳、赤芍药、川牛膝。

脾胃虚弱,气血生化不足,气虚血行不畅,瘀阻肾络而成本证,故治当益气活血通络。方中用党参、黄芪、白术益气健脾,补益气血生化之源,当归、川芎、桃仁、丹参养血活血以通肾之血络,共为主药;枳壳理气宽中,行气活血,取气为血帅之意,赤芍活血又能凉血,防诸药温燥伤血,共为佐药;川牛膝引诸药入肾之血络,破血行瘀,是为使药。

(2)加减:若腹痛即泻,手足欠温者,加肉桂、炮姜;若血瘀甚者,加三棱、莪术以行气破瘀。

(3)临证参考:中气虚而下陷者,改用补中益气汤;气随血脱者,急服独参汤以补气固脱;瘀血兼热毒者,则用血府逐瘀汤加清瘟败毒饮。

9.痰湿蒙蔽清窍证

症舌脉:尿少水肿,呕吐痰涎,咳嗽气急,喉中痰鸣,呼吸深缓,表情淡漠,意识朦胧,舌淡,苔腻,脉滑。

病机分析:脾肾阳虚,阳不化湿,湿浊内蕴,三焦气化不利则尿少水肿;湿浊中阻,气机失和,胃气夹湿浊上泛,则呕吐痰涎;湿浊蕴肺,则肺失宣降,咳嗽气急,呼吸深缓,喉中痰鸣;痰湿上蒙清窍则表情淡漠,意识朦胧;舌淡、苔腻、脉滑亦为痰浊内蕴之象。

治法:温化痰湿,芳香开窍。

方药运用:

(1)常用方:灌服或鼻饲苏合香丸,继用导痰汤加减。导痰汤药用半夏、陈皮、茯苓、胆南星、枳实、木香。

本证是由于痰湿内蕴三焦,上蒙清窍而成。故当温化痰湿,芳香开窍。方用苏合香丸温开透窍以救其急,继用胆南星豁痰开窍,半夏、陈皮燥湿化痰,茯苓利湿化浊,枳实、木香调畅气机,行气祛痰。诸药合用,痰湿得化,窍闭得开,病情转好。

(2)加减:喘满者,加葶苈子、大黄泻肺平喘;抽搐者,加紫雪丹镇痉安神;昏迷者,加安宫牛黄丸以清心开窍。

(3)临证参考:水肿、喘促不得卧者,用葶苈大枣泻肺汤与五皮饮泻肺行水。

10.命门衰竭证

症舌脉:形寒肢冷,汗出心悸,气急倚息,泛恶呕吐,口有尿味而咸,尿少或尿闭,水肿,面色苍白,舌淡如玉,苔黑或灰,脉沉迟或沉细欲绝。

病机分析:关格末期,邪盛正衰,命门衰竭,湿浊壅盛三焦,则尿闭,水肿,泛恶呕吐,口有尿味而咸;命门火衰,则形寒肢冷,汗出心悸,气急倚息,面色苍白;舌淡如玉、苔黑或灰、脉沉迟或欲绝亦为命门衰竭之象。

治法:温肾助阳,化气行水。

方药运用:

(1)常用方:真武汤加减。药用附子、肉桂、枸杞子、山萸肉、白术、茯苓、泽泻、生黄芪、党参、石韦、车前子、炙甘草。

本证是由命门火衰,湿浊壅滞三焦而成。故治宜峻补命门之火为主,辅以行气利湿化浊。方中附子、肉桂大辛大热,温煦少阴之阳气,恢复肾脏气化之常,故为君药;枸杞子、山萸肉滋阴补肾,以阴中求阳,使肾阳生化无穷,是为臣药;生黄芪、白术、茯苓、党参健脾运湿,石韦、泽泻、车前子通利小便而化气行水利湿,共为佐药;炙甘草调和药性,是为使药。

(2)加减:喘促汗出,脉虚浮数者,加人参蛤蚧散,吞服黑锡丹;心悸脉结或代,口唇发绀者,重用附子、炙甘草,再加桂枝、丹参温阳化瘀。

(3)临证参考:本证出现在关格末期,病情危重,有阳气暴脱之虑,必要时应结合现代医学手段,积极抢救。

五、其他疗法

1.中成药

(1)金匮肾气丸:每次6g,每日2次。适用于关格病情相对稳定,以肾虚为主者,需长期服。

(2)人参健脾丸:每次1丸,每日2次。适用于关格病情相对稳定,以脾胃虚弱为主者,需长期服。

2.单验方

(1)既济丸:治关格脉沉细,手足厥冷者。用熟附子30g,人参90g,为细末,陈米饮糊丸,梧子大,人工麝香为衣,分10~15天服完,米饮汤下服。

　　(2)进退黄连汤:格则吐逆,用姜汁黄连、炮姜、人参(人乳拌蒸)各 4.5g,桂枝 3g,姜半夏 4.5g,大枣 5 枚,煎服,每日 1 剂;关则不得小便,从胃气以透入阴分,去桂枝,或加肉桂 1.5g,黄连减半。

　　3.食疗法　鲫鱼 1 条,约 250g,剖腹去杂,鱼肚内放松罗茶、砂仁各 30g,独头蒜 1 只,水煮喝汤吃鱼。有健脾益肾利水之功效。

　　4.外敷　用大蒜头 125g,捣烂,敷于两腰部,每日 1 次。具有解毒作用。

　　5.灌肠　用降浊灌肠方(生大黄、生牡蛎、六月雪各 30g)浓煎 120ml,高位保留灌肠。约 2～3 小时后,用 300～500ml 清水清洁灌肠,每日 1 次,连续 10 次为 1 个疗程。休息 5 天后,可再继续 1 疗程。

　　6.针灸

　　(1)肝肾阴虚证:取风池、侠溪、行间等穴,用泻法;肝俞、肾俞用补法。

　　(2)湿热内蕴证:取阴陵泉、内庭穴,以清脾胃湿热。

　　(3)浊毒入营动血证:可点刺十宣出血,以泄热解毒。

　　(4)痰湿蒙蔽清窍证:可针刺十二井、水沟、丰隆、太冲穴,以清热息风,豁痰开窍。

　　(5)肝风内动证:可针刺风池、百会、行间,以平肝息风;取肝俞、肾俞可补肝肾之阴。

　　【转归与预后】

　　本病的转归与病邪的特性、轻重及正气的强弱及病程的长短有关,正确的治疗对本病的转归起决定作用。一般脾阳亏虚证、肾阳虚损证多见于关格早期,若能及时消除诱因及病因,予健脾益肾,温阳利水治疗,可使病情得到控制。反之,或阳不化湿,湿浊内蕴,蕴久化热,可转成湿浊困脾证、湿热内蕴证;或脾肾亏损,气血生化不足,转为气虚血瘀之证,使病情迁延,逐渐加重,此时多处于关格中期,若能正确治疗,使邪衰正复,病情仍可望获得好转或稳定。但若病情持续发展,毒热入营动血,灼伤肝肾之阴可转成浊毒入营动血证,或肝肾阴虚证,或肝风内动证。若阳气虚衰,痰浊内盛也可转成痰浊蒙蔽清窍证。进一步发展,邪盛正衰可致命门衰竭而见命门衰竭证,病已进入晚期,邪实正衰,病机复杂,病情危急。此时当积极正确治疗,必要时配合西医学血液透析等手段救治,仍有可能使病情好转,延长寿命。但外邪侵袭等诱因可使病情转危,甚则阳气暴脱,阴阳离绝,危及生命。

　　关格患者的预后,与脾肾阳虚、肝肾阴亏的程度及浊邪的轻重密切相关。若脾肾阳虚、肝肾阴虚程度较轻,或湿浊困脾,病在中焦,预后尚好,可带病延年;若脾肾阳虚、肝肾阴虚严重,或湿热蕴结,化燥伤阴,或浊毒弥漫三焦,则预后较差。痰浊蒙蔽清窍证、浊毒入营动血证、肝风.内动证,命门衰竭证等患者,如出现昏迷、抽搐、各种出血、呕吐、尿闭、喘促息微等危重症候,预后极差。

　　【护理与调摄】

　　一、护理

　　患者应绝对卧床休息。护理者应密切观察患者每日出入量、体温、血压、脉搏等方面的变化,若有变化,及时通知医生处理。有外邪侵袭时,易导致本病的恶化,但因本病患者多正气虚,无力抗邪,所以往往体温不甚高,故应及时仔细观察,高度重视,并积极治疗,祛邪外出。口腔护理用金银花、升麻水煎液清洗,每日 3 次。皮肤瘙痒可每日用温水擦洗,不可用碱性肥皂或酒精清洗。便秘时可配合中药灌肠治疗,使大便每日保持在 2～3 次为宜。对痰鸣漉漉者应及时吸痰,保持呼吸道通畅。卧床者应定期翻身,防止褥疮。对神志不清者,可鼻饲喂药。有出血、昏迷、抽搐、喘促、息微等危急情况者,应安排特护。

　　二、调摄

　　本病证病程较长,病情较重,常使患者失去信心,故要及时劝导患者树立战胜疾病的信心。适当地增加营养,给予高质量的低蛋白、低盐、足够的热量和含维生素丰富的易消化之品,忌膏粱厚味。有水肿时,宜少饮水。可给予鲫鱼汤辅助治疗。禁房劳,适寒温,避风寒,防止外邪侵袭。

【预防与康复】

本病证是多种进行性肾系疾病晚期的症候群,常由水肿、臌胀、癃闭、淋病等病证发展而来,亦可继发于急性休克、失血、烧伤等之后,故对以上病证的正确、及时、有效的治疗,是预防本病的重要措施。由于本病的诱因常与外感及过劳有关,因此加强锻炼,增强体质,提高机体免疫力,劳逸结合,对防止本病证的发生亦有重要意义。

患者病情相对稳定后,仍应以脾肾为本进行调补,可用补中益气汤、六味地黄丸加减常服。并可配合针灸中脘、胃俞、足三里、内关、肾俞、三焦俞等穴,以调补脾胃及振奋肾经之气,增强机体抗病能力,促进康复。患者可自我按摩足三里、三阴交、内关,每日 3 次,以增强机体免疫功能和抵抗力。另依个人情况可选作内养功、太极拳、太极剑等增强体质。

【医论提要】

从古至今,"关格"的概念有很大的演变转化。"关格"一词最早见于《内经》。《素问·六节脏象论》说:"故人迎一盛病在少阳,二盛病在太阳,三盛病在阳明,四盛已上为格阳。寸口一盛病在厥阴,二盛病在少阴,三盛病在太阴,四盛已上为关阴。人迎与寸口俱盛四倍已上为关格,关格之脉赢,不能极于天地之精气,则死矣。"《灵枢·脉度》:"阴气太盛则阳气不荣也,故曰关。阳气太盛则阴气弗能荣也,故曰格。阴阳俱盛,不得相荣,不得尽期而死也。"《难经·三十七难》曰:"邪在六腑,则阳脉不和;阳脉不和,则气留之;气留之,则阳脉盛矣。邪在五脏,则阴脉不和,阴脉不和,则血留之;血留之,则阴脉盛矣。阴气太盛,则阳气不得相营也,故曰格,阳气太盛,则阴气不得相营也,故曰关。阴阳俱盛,不得相营也,故曰关格。关格者,不得尽其命而死矣。"这是有关"关格"病的最早论述。《素问》是指着阴格阳之脉证;《灵枢》与《难经》是说阴阳之气偏盛,不能相营。但共同点在于"关格"之出现即当为较危重之症候。所以 3 条都提到"不得尽其命而死矣"的严重后果。

至隋代巢元方所论"关格"已有变义,明确是指二便不通,即"大便不通谓之内关;小便不通谓之内格;二便俱不通,为关格。"(《诸病源候论·大便病诸候》)元代朱震亨说:"关格者谓膈中觉有所碍,欲升不升,欲降不降,欲食不食,此为气之横格也。"(《平治会萃·关格》)清代沈金鳌认为:"关格,即《内经》三焦约病也。约者不行之谓,谓三焦之气,不得通行也。惟三焦之气不行,故上而吐逆为格,下而不得大小便曰关。"(《沈氏尊生书》)孙德润《医学汇海·二便闭》亦强调说:"二便齐闭,最为恶候。乃阴阳关格,天地不交,《内经》谓之三焦约是也。"

当然也有将古义与变义之"关格"结合起来谈的医家,如明代的李中梓,他在《病机沙篆·关格》中说:"关者阴盛之极,故关闭而溲不得通也。格者阳盛之极,故格拒而食不得入也。"清代怀抱奇亦认为:"关格一症,上则格而不入,下则闭而不得,乃阴阳偏胜之候,亦阴阳离绝之证也。"(《医彻·杂证·关格》)

若从肾开窍于前后二阴,主司二便的生理功能分析,二便闭而不通当则责于肾之危候。所以明代张介宾指出:"关格之脉,必弦大至极,夫弦者为中虚,浮大者为肾虚,此肾水大亏,有阳无阴之脉也。"(《景岳全书》)由肾虚之义进而衍伸。

"关格"一病在现代中医临床上是指与西医学肾衰竭,特别是慢性肾衰尿毒症期相类似的疾患,临证可见呕吐拒食,二便齐闭等危症,故当代名医岳美中分析说:"肾为胃关,职司开合,肾气从阳则开,从阴则合……脉细肢凉,显然阳气衰微,不能温养四肢。肾关因阳微而不能开,遂成尿闭。病在少阴,故用真武汤鼓阳利尿,肾关得阳则开,尿毒之患可解。"(《岳美中医话》)

有关关格的治疗,吴又可《温疫论》中说:"温疫愈后,脉证俱平。大便二三旬不行,时时作呕,饮食不进,虽少与汤水,呕吐愈加,此为下格。宜调胃承气汤热服,呕吐立止,所谓欲求南风,须开北牖是也。"所谓格者,即隔也。糟粕隔于下,浊气逆于上,临床所常见,故清代医家徐大椿云:"当于通便止呕方法,随宜施治可也。"(《兰台轨范·关格》)这也是遵循了求南风开北牖的临床治略思路。

清代喻昌《医门法律·关格门》指出:"凡治关格病,不知批郄导窾,但冀止呕利溲,亟治其标,使穷力竭,无益反损,医之罪也。"喻氏这里提到关格病治标治本的问题,至关重要。西医学肾衰竭,特别是尿毒症期出现厌食性呕吐、尿闭浮肿等症状,属于中医关格的范畴。该病证本为肾阴阳两虚;标是气滞血瘀,浊毒内蕴,累及心肝脾肺胃肠三焦等脏腑;标本互为因果,致使五脏气血衰微,湿浊瘀毒并生。治宜扶阴助阳,行气活血,凉血治络;通涤肠胃,逐毒外出,标本并治,攻补兼施。

【医案选粹】

案一

李右,六十二岁,一月十四日。

左脉寸关细涩不起,尺部弦滑而数,右部细弦而滑;呕吐痰涎,食后停顿不下,左边腹部有形积聚,按之作响;上逆中焦则吐,且不能食。其病在胃,其原在肾也,关格重症,备候高明政定。

旋覆花二钱　左金丸一钱　鲜枇杷叶三钱　三味同包　姜竹茹三钱　顶头赭石五钱　公丁香二只　淡干姜一钱　生瓦楞壳一两,先煎　仙露半夏三钱　苏子霜钱五　老刀豆子三钱　4姜炒山栀钱五

上上紫油桂一分,研细末,以小胶管装好,匀两次,药送下。

案二

某,由情志怫郁,致心肝气火不泄,其拝结中焦也亦宜。数日前得汤饮则漉漉有声,气火与水饮两相冲激。夫火出于心而气又出于肝。经云:一阴一阳结为喉痹,二阳结则为关格矣。夫今则大便不能,且恐渐致食不能入,盖气火伤杀胃阴,致乏冲和之气,势固然也。且所谓二阳者,手足阳明也,即肠胃二腑也。高年上盛下虚,阴气既竭,阳气自孤,阴阳造极,不成关格乎?今瘛疭以及痛胀等情,已一律平复,惟脉象细弦,见锋无胃,而舌剥如腰子色,且干无津液,有时咽饮亦阻隔喉间,甚则呕出,胸亦痞闷。脉症合参,膈象已露,急急养血柔肝,降阳和阴。喻嘉言以人生胃中津液之气,讵不信乎?勉拟一方候政。

参须　丹参　陈皮　白芍　沉香半夏　苁蓉　炙草　阿胶　川贝　霍斛麦冬　麻仁　枇杷叶

二诊,经云:曲运神机,内伤于心,务夺志节,内伤于肾。加以连遭郁勃,则郁火合气,而又伤阴矣。夫阴伤则心火燃而呓语生,气伤则肝木旺而胸喉塞,是皆内乱窜扰之情,君相不安之理也。夫肾司二便,今大便秘结,小溲失约,则阴枢不灵,其为下虚无疑矣。而或积饮不下咽,会厌且梗痛,则心肺有关乎出入,其为上盛可知矣。夫上盛下虚之症,而当高年郁勃之候,则用药之间,偏执似乎各有流弊。一再思之,果不如喻西江之论:制肝莫如清金,宁心急须和胃也。况舌剥如腰子,气液两亏,而脉弦无胃,胃气亦甚伤败。倘一任气火之留恋而不泄,则为关为膈,意中事也。可不先事绸缪哉!

参须　白芍　麻仁　半夏　阿胶　苁蓉　川贝　玄参　藿斛　麦冬　炙草　杏仁　丹参　生梨　枇杷叶

三诊:恙原备载前方,兹不复赘。所以清金制木,和胃宁心者,缘津液干枯,气火偏炽,预防之为关格耳。夫用药之道,一如用兵。假令有事于巴蜀,而不修栈道,则峻岖之路,奚利我行?惟我行既利,然后进可以长驱制敌,退可以保守汉中。鄙人立方立意,亦犹是也。且年逾八旬,而当气火兼旬之扰,则冒险之与因循,同一利害。用是决计,进以图肝肾而滋液,退以谋肺胃而生津,一进一退之机,夫固冀幸于什一者也。兹则舌起雪刺,糜象成矣;饮食泛呕,膈症成矣;脉弦无胃,真脏见矣。然

液可生而津可回,气可平而火可泄,无如机枢已坏,不化不生,纵有良工,其何能济？勒临崖之马,挽既倒之澜,尽心焉耳矣！其他非所敢知也。

洋参 杏仁 川贝 白芍 生地 麦冬 沙参 阿胶 霍斛 玄参 炙草 玉竹 生梨 枇杷叶

【现代研究】

一、病因病机研究

侯冠森认为关格共分四因:即气滞血阻、湿浊邪毒、肺脾肾阳虚和心肝肾阴虚。邹永胜认为慢性肾功能衰竭多系肺、脾、肾虚损,尤其与肾气衰惫,分清泌浊失职所致湿浊内停密切相关。其病机可以概括为虚、瘀、湿浊、逆。虚为本虚,瘀为血瘀,湿浊为水湿、湿困、浊邪,逆包括浊阴上逆、肝阳上亢。吕宏生等认为阴津枯涸、热毒炽盛、邪毒内侵、瘀血内阻、湿热瘀结为急性肾功能衰竭少尿期的主要病因病机。刘明认为气机不畅气化失司是慢性肾衰的主要病机。

二、证候学与辨证规律研究

目前,根据慢性肾功能衰竭患者的临床表现的证候、特点,制定相应的方法进行治疗均有一定效果。在漫长的病程中证候表现不一,或症状潜隐,或来势凶猛,故从中医整体观原则来说,注重辨证治疗可以动态地把握病情的变化,能把握某一阶段的主要病机和病变的重心,是整体观在临床方面的具体运用。熊友仙认为本虚标实,虚实夹杂是慢性肾衰竭的根本,运用调理脾胃法会起到作用。郭彦聪等认为慢性肾衰竭的本质多是气阴两虚,主要是脾气虚和肾阴虚。梁晓平认为脾肾亏虚,浊邪内蕴为其主要病因。有些学者认为慢性肾衰存在阳虚,温阳法是治疗慢性肾衰的主要治法。如王济生认为慢性肾衰竭病机为本虚标实,本虚为气、血、阴、阳虚损,主要为脾肾亏虚,标实为湿浊、水毒、瘀血,主要病位在脾、肾,其中脾肾衰败、湿浊水毒内留是病机的关键,由于脾肾衰败,气化失司,脾肾阳虚、水瘀互结,治以健脾温肾,活血利水。田化德认为慢性肾衰竭病因众多,病机复杂。主要是寒伤肾阳,肾失封藏,肾阳亏虚,命火不足,其治法应为温阳散寒,化湿排浊。也有学者认为阳虚是慢性肾衰早期的证型,温阳法从早期起就可以开始应用。周福明认为慢性肾衰早期表现属虚证,主要是脾肾阳衰,虽兼有浊邪,但不甚严重。到后期阶段,虽然虚实夹杂,而脾肾更亏,湿浊瘀毒偏盛,邪正相较,邪实更为突出。

三、治则治法研究

现代研究将急性肾衰竭分为少尿期、多尿期、恢复期。少尿期是治疗急性肾衰竭的关键。清热解毒、泻热逐水、活血化瘀、通腑泻浊为本期治疗的大法,该期若能辅以中药灌肠、肾区热敷、针灸等疗法,则病程可明显缩短,疗效更好。多尿期则要注意清余热、兼顾益气养液。恢复期则注意滋补肾阴或肾阳。慢性肾衰竭分为代偿期、失代偿期、尿毒症期。在代偿期以补虚为主,兼以宣肺消肿、清热利湿、活血化瘀。在失代偿期多为脾肾阳虚,宜攻补兼施,通腑泻浊。尿毒症期若尿量尚可,则以阴阳并补,化痰息风,以治标为主,如果无尿则不宜使用中药口服,宜改为灌肠。

四、辨证用药研究

针对急性肾衰竭,吕宏生等认为阴津枯涸、养血滋阴者药用太子参、麦冬、五味子、玄参、生地、石斛、芍药、乌梅、当归、黄芪等滋血益气之品以滋阴养血化源,酌选人参、附子、干姜、山萸肉、桂枝、白术、茯苓等属回阳固脱,化气行水。热毒炽盛者药用金银花、连翘、公英、丹皮、生石膏、大黄、栀子、黄芩、黄连、猪苓、竹叶、生地、桔梗、知母等清热解毒,凉血化斑。恶心呕吐者加竹茹、半夏;尿少尿赤者加小蓟、白茅根。邪毒内侵治以泻火解毒,通腑降浊:大黄、黄芩、黄连、黄柏、栀子清热解毒通腑降浊。瘀血内阻治以活血化瘀,通络利水方药,酌选浙贝、郁金、炒山甲、丹皮、大黄、三棱、莪术、桃仁、红花、昆布、海藻等软坚化瘀,通络利水。湿热瘀结治以清利湿热,活血化瘀方药,选瞿麦、萹蓄、车前草、石韦、金钱草、黄柏、滑石粉、公英、茅根、猪苓、栀子、大黄、丹参、赤芍等清利湿热,疏通水道。近年来中药灌肠疗法已被重视和公认。徐德先等使用通腑泻热灌肠液:玄参、麦冬、车前子(包)、生地、鲜茅根、大黄(后下)、玄明粉(冲)、知母、黄柏、通草,水煎至 200ml,保留灌肠,每天 2～4 次。直到进入多尿期为止。多尿期:治疗邪热已除而气血亏损未复者,治宜调补气血,孟澍江用集灵膏(人参、天冬、枸杞子、麦冬、生地、熟地、牛膝)方加减。若气液虽虚而余热未清的,则益气养液中须兼清余热,方如竹叶石膏汤。恢复期:经过少尿和多尿期后,患者进入恢复期。该期患者多出现肾阳或肾阴不足的证候。治宜滋补肾阴或肾阳,予肾气丸或六味地黄丸加减。

现临床上根据国家卫生部于 1993 年颁布的《中药新药治疗尿毒症指导原则》,以正虚为纲,以邪实为目,主要将此病分为以下几型:脾肾气(阳)虚证:治宜益气健脾补肾,方用香砂六君子汤合真武汤加减。周迎晨等以六君子汤合肾气丸为主治疗,起到减轻症状,延缓肾衰竭进展的效果。阴阳两虚证,治宜气血阴阳双补。临证时根据气血阴阳偏盛偏衰选用桂附地黄汤、参芪桂附地黄汤、济生肾气丸、杞菊地黄汤、知柏地黄汤、八珍汤、人参养营汤、归脾汤等治疗。夹邪实证:①湿浊偏重者治以化湿泄浊,多选用黄连温胆汤、温脾汤等含大黄方;②伴尿少浮肿者,治以利水除湿,用五苓散合济生肾气丸加减;③夹湿热者,治以清热利湿,方可选黄连温胆汤、半夏泻心汤、黄连苏叶汤、三仁汤等;④夹瘀血,治以活血化瘀,方药多以桂枝茯苓丸、血府逐瘀汤等。张琪用归芍六君子汤加减(红参、白术、茯苓、熟地黄、半夏、桃仁、陈皮等),多能获得良效。另外也有人提出温脾汤治疗慢性肾衰,经临床论证,归脾汤对改善临床症状、肾功能指标,降低尿素氮及延缓慢性肾衰病程均有良好效果。中药灌肠治疗是仿腹透原理,通过弥散作用和超滤作用,使血中中分子物质清除掉,从而改善肾功能,是公认的治疗慢性肾衰的有效方法,也是中医通腑泄浊法的具体运用和体现。常用药物是大黄、牡蛎、附子、蒲公英、丹参等。中药药浴法利用了中医"开鬼门"的方法,适于肾衰水肿用利尿剂无效而又不能透析的患者以及透析患者有皮肤瘙痒者。常用橘子叶、生姜、麻黄、桂枝、柚子皮等透表发汗药,煮开加入浴缸温浴(38～40℃),浸浴 20 分钟左右即可。近年来中药足浴法使用也较广泛,收效甚佳,在此不细述。

第五节　遗　精

【定义】

遗精由于肾虚不固或邪扰精室,导致不因性生活而精液排泄的病证。有梦而遗精者名为梦遗;无梦而遗精者,甚至清醒时精液流出者名为滑精。

【范围】

西医学中神经功能紊乱、前列腺炎、精囊炎等引起的遗精,可参照本节辨证论治。

【病因病机】

一、病因

1.劳神过度

精神紧张,心阴暗耗,心阳独亢,心阳不能下交于肾,肾水不能上承于心,水亏火旺扰动精室,精液自遗。多见于青年学生,常因用功过度所致。

2.所欲不遂

心有妄想,则君火偏亢,相火妄动,火扰精室,精液自出而遗精。多见于青年人心有所慕,朝思暮想,所欲不遂,或鳏夫久旷,思慕色欲所致。

3.恣情纵欲

劳欲伤肾,肾虚不固,精关失约而见遗精。多见于青年早婚,房事过度,或青少年无知,频犯手淫,或先天不足,禀赋素亏所致。

4.饮食不节

醇酒厚味,损伤脾胃,酿湿生热,湿热下注,扰动精室,亦可发生遗精。

二、病机

1.发病

一般发病缓慢,湿热下注者发病可较急。

2.病位

本病病位在肾与精室,与心、肝、脾都有密切关系。

3.病性

患病初期,因心火偏亢,肝郁化火,湿热下注所引起者,多属实证、热证;若久遗不止或禀赋素虚,均可伤及心、脾、肝、肾,最终导致中气下陷或肾虚不固者,多属虚证、虚实夹杂证。

4.病势

随着病程发展,遗精总的趋势是由上及下,由心、脾、肝及肾,病性由实转虚。

5.病机转化

遗精的主要病机转化决定于脏腑阴阳的盛衰,一般来说,多由实证发展为虚实夹杂证,最后发展为虚证。即由心火亢盛,热盛伤阴,水不济火,可演变为心肾不交;由肝郁化火,火盛灼阴,阴不敛阳,可演变为阴虚火旺;湿热下注,热盛伤阴,可演变为阴虚夹湿热。疾病的后期,以肾虚证为多。遗精病因病机见图3-5。

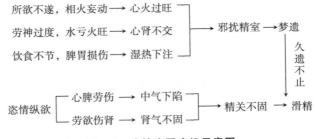

图3-5　遗精病因病机示意图

【诊断与鉴别诊断】

一、诊断依据

按照1994年国家中医药管理局发布的中华人民共和国中医药行业标准《中医病证诊断疗效标准》。

1.男子不因性生活而排泄精液,多在睡眠中发生,每周超过一次以上。甚则劳累或欲念即精液流出。

2.遗精频繁者,可伴有头晕,耳鸣,神疲乏力,腰酸腿软等症。

3.直肠指诊、前列腺B超及精液常规等检查可助病因诊断。

二、鉴别诊断

1.生理性溢精

成年未婚男子,或婚后夫妻分居者,一月泄精一二次,次日并无不适感觉或其他症状,属于生理性遗精,并非病态。如《景岳全书·杂证谟·遗精》曰:"有壮年气盛,久节房欲而遗者,此满而溢者也"。但也有因缺乏生理知识,因此产生恐惧,可出现头晕、无力、心悸等症状。过多的遗精,每周一二次以上,或清醒时流精,并有头昏、精神萎靡、腰腿酸软、失眠等症则属病态,必须及时治疗。

2.精浊

精浊患者尿道口时时溢出泔样或糊状分泌物,滴沥不断,茎中作痒作痛,痛甚如刀割火灼,而遗精没有疼痛感觉。

3.膏淋

膏淋患者小便混浊如米泔水样,且溲时有尿道涩痛感觉,而遗精小便不混浊且尿道不痛。

【辨证论治】

一、辨证要点

遗精辨证要点,前人以有梦属"心火",无梦属"肾虚"之说,诚是要言不烦,但临证还要详细推究原发病脏腑,属虚属实,详细研究,才能把握其病机要领,单从有梦无梦来辨其大略,是不够的。

大抵梦遗有虚有实,初起心火、肝郁、湿热居其大半,君相火动,扰动精气失位,应梦而泄,多属实证、热证。然其久遗多致脾、肾不足,由实转虚,不可不辨。滑精多由梦遗发展或禀赋素虚而来,以虚证居多,但亦可因虚致实而出现虚实夹杂之证,理应详辨。

二、治疗原则

实证以清泄为主,分别采用清心安神、交通心肾、清热利湿等法;虚证以补肾固精为主,可分别采用补益脾肾、滋阴补肾、温补肾阳、补肾固涩等法。治疗遗精切忌一味采用温补固涩一种疗法。

三、分证论治

1.心火过旺证

症舌脉:少寐多梦,梦则遗精,心中烦热,心悸怔忡,健忘头晕,精神不振,小便短赤,舌尖红,脉数。

病机分析:心有妄想,所欲不遂,心火内盛,引动相火,扰动精室,使肾失封藏,故梦则遗精;神不守舍,则少寐多梦,心中烦热;火热耗伤心血,血虚不能养心,则心悸怔忡健忘,不能上奉于脑则头晕,精神不振,不能补充肌体则体倦乏力;小便短赤为心火下移小肠所致;心主血脉,开窍于舌,心火旺则舌尖红,脉数。

治法:清心安神。

方药运用:

(1)常用方:黄连清心饮加减。药用黄连、莲子、灯心草、生地黄、当归、酸枣仁、茯神、制远志、石菖蒲、炙甘草。

方中黄连、莲子、灯心草专清心泻火为君药;当归、生地黄滋阴养血,酸枣仁、茯神、制远志、石菖蒲养心安神,共为臣药;炙甘草调和诸药为使药。

(2)加减:若心中烦热,心悸怔忡较重者,酌加合欢皮、夜交藤、龙骨、牡蛎、柏子仁等以养心镇静安神。

(3)临证参考:《景岳全书·杂证谟·遗精》说:"遗精之始,无不病由乎心……及其既病而求治,则尤当以持心为先,然后随证调理,自无不愈,使不知求本之道,全持药饵,而欲望成功者,盖亦几希矣"。说明对此类患者,除药物治疗外,更须注意调摄心神,使其排除杂念,清心寡欲。

2.心肾不交证

症舌脉:梦遗时作,虚烦不眠,心悸健忘,头晕耳鸣,神疲乏力,腰膝酸软,潮热盗汗,舌质红,脉细数。

病机分析:心火内动,扰动精室,故梦遗时作;神不守舍,则虚烦不眠;火旺耗伤心血,血不养心,则心悸健忘;血不外充肌体,则神疲乏力;火盛败阴,肾精不足,不能上充于脑,则头晕耳鸣;肾主骨生髓,肾精不足,则腰膝酸软;阴虚生内热,则潮热盗汗,舌红,脉细数。

治法:清热滋阴,交通心肾。

方药运用:

(1)常用方:三才封髓丹加减。药用天冬、生地黄、玄参、黄连、灯心草、丹皮、黄柏、酸枣仁、石菖蒲、炙甘草。

本证主要病机为肾阴不足,心火亢盛而成,故治应滋肾阴而清心火。方中天冬、生地黄、玄参滋阴生津以壮水,黄连、灯心草入心经,清心以制火,共为君药;黄柏清泄下焦虚热,丹皮凉血活血,酸枣仁、石菖蒲养心安神通窍,交通心肾共为臣药;炙甘草调和药性,为佐使药。

(2)加减:若心肾不交,火灼心阴者,可用天王补心丹加石菖蒲、莲子以滋阴安神;若久遗伤肾,阴虚火旺者,可用知柏地黄丸或大补阴丸以滋阴泻火。

(3)临证参考:心肾不交多因心火亢盛,心肾阴亏引起,临证时必须辨明心火亢盛和肾阴亏损的孰轻孰重,才可决定以清心火为主还是以滋肾阴为主。

3.湿热下注证

症舌脉:遗精频作,甚则尿时流精,口干口苦,小便热赤不爽,舌质红,苔黄腻,脉濡数。

病机分析:湿热下注,扰动精室,则遗精频作,甚则尿时流精;湿热下注于膀胱,则小便热赤不爽;热盛于内则口干口苦;舌质红,苔黄腻,脉濡数亦为湿热内蕴之象。

治法:清热利湿。

方药运用:

(1)常用方:程氏萆薢分清饮加减。药用萆薢、黄柏、茯苓、车前子、滑石、菖蒲、白术、丹参、莲子心、栀子、食盐。

方中萆薢、石菖蒲祛湿化湿利窍,白术健脾利湿,黄柏清利下焦湿热,茯苓、车前子、滑石清利湿热,使湿热从小便而出,诸药共奏清热利湿之效,为主药;辅以莲子心、栀子清心泻火,丹参养心安神;食盐引药人肾为使药。

(2)加减:若湿热流注肝经者,宜苦泄厥阴,可用龙胆泻肝汤以清利肝胆湿热;若因脾乏升清而致湿注于下,与下焦相火蕴结所致者,宜升清化湿,可用苍白二陈汤加黄柏、升麻、柴胡。

(3)临证参考:本型遗精系湿热下注,疏泄失常引起,故治疗时不可早投固涩之品;另湿热多因于脾胃失运,治要健脾升清,才能化湿泄浊,所渭"治中焦以睿其源,利湿热以分其流",不可过用苦寒碍胃之品;本证久遗,亦可致耗伤肾精,形成阴虚夹湿热,虚实掺杂,又应标本兼顾,精于调理,方能奏效。

4.劳伤心脾证

症舌脉:劳则遗精,心悸失眠,多梦健忘,面色萎黄,四肢困倦,食少便溏,舌淡苔薄,脉弱。

病机分析:过劳则更伤中气,气虚则中气下陷,气不摄精,故劳则遗精;心血不足,心神失养,则心悸失眠,多梦健忘;脾胃虚弱,气血生化乏源,则面色萎黄,四肢困倦,食少便溏;舌淡,苔薄,脉弱亦为气血两虚之象。

治法:调补心脾,益气摄精。

方药运用:

(1)常用方:妙香散加减。药用人参、黄芪、山药、茯苓、远志、朱砂、木香、桔梗、甘草。

方中人参、黄芪大补元气,益气生精,升阳举陷为君;山药、茯苓健脾和中,助气血生化之源,辅助君药益气生精是为臣药;远志、朱砂养心调神,木香调理脾胃气机,使补而不滞,桔梗顺脾气主升之性,升清举陷,共为佐药;甘草调和药性,又能健脾益气为使药。

(2)加减:若遗精频作不愈,伤及肾元,成为脾肾两亏,此时就要兼治下焦,化湿升清,补肾固本,可加入菟丝子、山萸肉等,不可单用补益心脾之法;若中气不升,兼有头晕目眩,可改用补中益气汤,以升提中气。

(3)临证参考:本型多因思虑伤脾,积劳损气,致令心脾气虚,更遇劳伤则气虚更甚,清阳下陷,气不摄精,非清降收涩所能收效,必须益气升清。部分病人,心脾气虚,营血不足,亦可出现心神浮越,心火不宁之证,但其病机与阴虚火旺有别,不可妄用清心降火,应重在养血煦脾,以裕心血而安神明。

5.肾气不固证

症舌脉:遗精频作,头晕耳鸣,神疲健忘,腰膝酸软,面白少华,舌质淡,苔薄白,脉沉细无力。

病机分析:肾气不足,封藏失司,故遗精频作;肾精不足,不能上充于脑,则见头晕耳鸣,健忘神疲;肾主骨生髓,肾亏则腰膝酸软;精血同源,肾精不足,气血亏虚,不能上充于面,则面色少华;舌淡,苔白,脉沉细无力亦为肾气不足、气血亏虚之象。

治法:补肾固精。

方药运用:

(1)常用方:秘精丸加减。药用菟丝子、山萸肉、韭菜子、熟地黄、龙骨、牡蛎、五味子、桑螵蛸、白石脂、炙甘草。

方中菟丝子、山萸肉补肾填精固涩是为君药;韭菜子补肾助阳,熟地黄补肾滋阴,助君药补肾填精,为臣药;龙骨、牡蛎、五味子、桑螵蛸、白石脂均能固肾涩精止遗为佐药;炙甘草调和药性为使药。

(2)加减:若滑精频繁者,加芡实、金樱子,或合金锁固精丸、水陆二仙丹;若肾气虚已发展为肾阳虚,可选用右归丸加减,药用熟地黄、山萸肉、山药、枸杞子、当归、菟丝子、杜仲、仙茅、淫羊藿、芡实、刺猬皮;若以肾阴不足,则可用六味地黄丸或左归饮、或左归丸加减;若病由心肾不交发展而来者,在补肾固精基础上佐以宁心安神之品,如茯神、酸枣仁、合欢皮、夜交藤等。

(3)临证参考:一是本型多属久遗成虚或先天禀赋不足,特点在于肾虚滑脱,治应补肾益精为本,更须秘固下元,以节其流。但要看到本类肾虚多由心肾不交,阴虚火旺,湿热下注,久遗成虚,或脾肾两亏,气不摄精发展而成,治法不能单独补肾,要结合交通心肾,滋阴泻火,清利湿热,益气升清等法,灵活施治。特别是对于湿热下注发展而来者不能早施固涩,要予泄热分利。二是久病肾亏,阴阳两虚,宜阴中求阳,阳中求阴,不能一味滋阴,或一味温阳,应避免刚燥而采取温润。三是脾肾两亏者,要注意健运脾土以资养肾精,一概滋补,便成碍滞。

四、其他疗法

1.中成药

(1)强肾片:每次 4~6 片,每日 3 次,1 个月为 1 个疗程。补肾填精,益气壮阳,扶正固本,用于肾虚型。

(2)肾宝:每次 4 粒,每日 3 次。温阳补肾,安神固精,适于肾阳不足型。

2.单验方

(1)刺猬皮,瓦上焙干,研为细末,每晚服 2~3g。

(2)韭菜子,每晚吞服 20~30 粒,淡盐水下。适于肾气亏虚滑泄者。

3.针灸

针刺气海、关元、三阴交、肾俞。虚证者可灸。

【转归与预后】

遗精患者病情的轻重在很大程度上与精神过分紧张有关。一般来说，初起以实证为多，若以清利湿热，或清心安神，或清热滋阴治疗，预后一般良好。日久不愈，或失治、误治则可逐渐转向本虚标实之证，最后成为虚证。肾主藏精，精为阴液，开始多因耗伤阴精，故以肾阴虚为多见，但精气互生，阴阳互根，所以病久往往表现为肾气虚，甚则导致肾阳虚。故遗精日久，可兼见早泄、阳痿、不育等。肾受五脏之精而藏之，因此本病虚损日久也可能发展成为虚劳。

【护理与调摄】

遗精多与精神因素有密切关系，因此本病除用药物医治外，要非常重视调摄心神，勿令心驰于外，使其排除杂念，清心寡欲。并应节制房事，禁戒手淫，注意合理营养，节醇酒厚味。

【预防与康复】

本病预防首先应在青少年中开展性知识教育，使他们对人体正常生理功能和性的发育及成熟有一个科学的认识。彻底清除淫秽书刊和不健康读物，以免毒害青少年。少食辛辣刺激性食品，劳逸结合，避免精神过度紧张。

遗精好转者，仍应继续辨证用药，以巩固疗效。亦可采取适当食疗康复。如：肾虚遗精者，服虫草鸡，即冬虫夏草15g，鸡肉250g，加调料煮食；肝肾阴虚遗精者，用鳖1只，去肠脏及头，枸杞子30g，怀山药30g，女贞子45g，熟地15g，加调料共煮熟，去药食肉喝汤。此外应积极参加多种有益身心健康的文体活动。可长期坚持作太极拳、太极剑等以增强身心健康。

【医论提要】

《灵枢·本神》谓："心怵惕思虑则伤神，神伤则恐惧，流淫而不止。恐惧不解则伤精，精伤骨酸痿厥，精时自下"，这段话提出由于肾恐惧、心怵惕思虑等情志内伤，导致了流淫不止、精时自下、骨酸痿厥等症，说明了人的情志变化与遗精密切相关。随着近代西方性心理学的发展，人们对于性事疾病与心理状态及其情绪变化之间的关系越来越重视。中医学在这方面的认识是很早的，同时也是很深刻的。其中关于"骨酸痿厥"一症，可参以《灵枢·海论》的分析："脑为髓之海，……髓海有余则轻劲多力，自过其度；髓海不足；则脑转耳鸣，胫酸眩冒，目无所见，懈怠安卧"。由于失精则伤髓，经常遗精后可出现头晕目眩、精神疲倦、骨酸腿软、心慌气短等症状，俱为精走髓失造成的神气亏虚之态。从生理上讲，中医说肾主藏精。《素问·六节藏象论》言："肾者主蛰，封藏之本，精之处也"，所以隋代《诸病源候论·虚劳病诸候·虚劳失精候》直陈失精病机在于肾气亏虚："肾气虚损，不能藏精，故精漏失"。

《金匮要略·血痹虚劳病脉证并治》曰："夫失精家少腹弦急。阴头寒，目眩，发落，脉极虚芤迟，为清谷，亡血，失精。脉得诸芤动微紧，男子失精，女子梦交，桂枝龙骨牡蛎汤主之"。

宋代张杲提出遗精病因"脑中风冷"说，"有人梦遗精，初有所见，后来虽梦中无所见，日夜不拘，常常遗漏，作心气不足，服心气药无验；作肾气虚，补肾药亦无验。医问患者觉脑冷否，应之曰：只为脑冷。服驱寒散（方无者）遂安。盖脑者诸阳之会，髓之海。脑冷则髓不固，是以遗漏也。有此疾者，先去脑中风冷，脑气冲和，兼服益心肾药，无不愈"。

时至金元，朱丹溪指出："主闭藏者肾也，主疏泄者肝也。二者皆有相火，而其系上居于心。心，君火也，为物所感则易动，心动相火也动，动则精自走。相火翕然而起，虽不交会，也暗流而疏泄也"（《格致余论·阳有余阴不足论》）。朱丹溪是历史上第一位由君相二火关系阐发遗精病机的医家。丹溪继承了刘完素"五志所伤皆热"（《素问玄机原病式·热类》）的观点，认为情志剧变可引起"五性厥阳之火"，这是导致相火妄动的因素，故称"相火易起，五性厥阳之火相煽则妄动矣"（《格致余论·相火论》），因为心为君火，可引动下焦肝肾所藏之相火。

　　后世医家在继承朱丹溪君相二火理论的基础上,各有发挥与侧重。明代赵献可《医贯·先天要论·梦遗并滑精论》指出:"肾之阴虚,则精不藏。肝之阳强,则火不秘。以不秘之火加临不藏之精,除不梦,梦即遗矣"。张介宾在《景岳全书·杂证谟·遗精》中非常重视宁心君的原则。他说:"盖遗精之始,无不由乎心。正以心为君火,肾为相火,心有所动,肾必应之。故凡少年多欲之人,或心有妄思,或外有妄遇,以致君火摇于上,相火炽于下,则水不能藏,而精随以泄",又说,"盖精之藏制虽在肾,而精之主宰在心,故精之蓄泄,无非听命于心。苟知惜命,先须惜精;苟知惜精,先宜净心",在遗精的治疗和保健中,张氏特别强调:"则尤当以持心为先,然后随证调理,自无不愈。使不知求本之道,全恃药饵,而欲望成功者,盖亦几希矣",这说明治遗精病只恃药饵是不行的,必须注重调心养心,精神疏导,身心并治。

　　李中梓《医宗必读·遗精》认为心肾不交为该病病机:"思虑而兼之怵惕,则神伤而心怯,心怯则恐惧而伤肾,肾伤而精不固,此心肾不交,故不能收摄也"。

　　王肯堂《证治准绳》提出非独肾可致遗泄,由它脏而致肾遗泄者宜两治之。他描述说:"大抵精自心而泄,则血脉空虚……自肝而泄者,色青而筋痿;自肾而泄者,色黄黑,髓空而骨惰"。

　　自《灵枢·淫邪发梦》即谈到性事疾病与梦的关系,如"厥气客于阴器,则梦接内"。对于遗精病,有梦无梦已成辨证眼目,即"古人以有梦为心病,无梦为肾病"(《临证指南医案》)。《类证治裁·遗泄》中明确说:"昔人谓梦而后泄者,相火之强为害;不梦自遗者,心肾之伤为多。且谓五脏有见症。宜兼治,终不如有梦治心,无梦治肾为简要也"。《医宗金鉴·杂病心法要诀》亦有诗云:"不梦而遗心肾弱,梦而后遗火之强,过欲精滑清气陷,久旷溢泻味醇伤"。

　　不同年龄与情况的遗精者,辨证重点亦不同。宋代《普济方·肾脏门》云:"有少年气盛……不自觉知,此泄如瓶之满而溢者。人或有之,是为无病"。明代缪希雍《本草经疏》言:"老人气不足以送精出窍",这是生理性遗精的情况。对于壮年遗精,清代张山雷《脏腑药式补正·命门部》认为:"精关不固,终是相火不藏,疏泄无度"。明代梁学孟《国医宗旨·梦遗附赤白浊五淋病机》谓:"凡十六七岁童子而梦遗者,慎不可补,清心自安"。明代黄承昊《折肱漫录》说:"梦遗之症,非必尽因色欲过度,大半起于心肾不交。士子读书过劳,每日此病",当然士子有阳道不振者亦多契此病机,这主要由于用脑过度或高度精神集中后造成大脑疲劳而失控。总之,探讨遗精病因病机,多不外乎君相失调,心肾不交;相火妄动,扰动精室;肝失条达,房事不节;劳神过度,心脾两虚;肾阳虚惫,命门火衰;湿热下注,饮食失节等几种情况。

　　治疗上,《临证指南医案》指出:"故先生(指叶天士)于遗精一症,亦不外乎宁心、益肾、填精固摄、清热利湿诸法。如肾精亏乏,相火易动,阴虚阳冒而为遗精者,用厚味填精、介类潜阳、养阴固涩诸法;如无梦遗精,肾关不固,精窍滑脱而成者,用桑螵蛸散填阴固摄及滑涩互施方法;如有梦而遗,烦劳过度,及脾胃受伤,心肾不交,上下交损而成者,用归脾汤、妙香散(人参、龙骨、益智仁、茯神、茯苓、远志、甘草、朱砂)、参术膏、补心丹等方,心、脾、肾兼治之法;如阴虚不摄,湿热下注而遗滑者,用黄柏、萆薢、黄连、苓、泽等,苦泄厥阴郁热,兼通腑气为主;如下虚上实,火风震动,脾肾液枯,而为遗精者,用二至百补丹及通摄下焦之法(鹿角、黄精、杞子、熟地、菟丝子、金樱子、天冬、麦冬、牛膝、楮实子、龙眼肉、鹿角霜、人参、黄芪、芡实、茯苓、山药、知母、萸肉、五味子);如龙相交炽,阴精走泄而成者,用三才封髓丹(天冬、熟地、人参、黄柏、砂仁、甘草)、滋肾丸、大补阴丸,峻补真阴,承制相火,以泻阴中伏热为主。又有房劳过度,精竭阳虚,痹则阳陷而精道不禁,随触随泄,不梦而遗者,用固精丸(牡蛎、菟丝子、韭子、龙骨、北五味、桑螵蛸、白石脂、茯苓),升固八脉之气;又有膏粱酒肉、饮醇厚味之人,久之脾胃酿成湿热,留伏阴中,而为梦泄者,当用刘松石猪肚丸(白术、苦参、牡蛎、猪肚),清脾胃蕴蓄之湿热"。这段论述是较全面和精辟的,而且方证俱全。

清代医家张璐用温胆汤加味治遗精。《张氏医通》言："梦遗为肝热胆寒,以肝热则火淫于外,魂不内守,故多淫梦失精,或时心悸,肥人多此。宜清肝,不必补肾。温胆汤加人参、茯神、枣仁、莲肉"。

提出治遗精要注意"通"与"涩"的辩证关系——"治梦遗方,属郁滞者居大半。庸医不知其郁,但用龙骨、牡蛎涩剂,殊不知愈涩愈郁,其病反甚"。

另外,明代龚居中《红炉点雪·梦遗滑精》有:"有情动于心,所愿不遂而遗者,惟适其情而自止,即勿药可也"之论。龚廷贤《寿世保元》指出:"男子梦交而精泄,女子梦交而精出,是皆不知清心寡欲之道也。"可见,情志疏导在治疗中不容忽视,怡情养性对于该病的康复也十分重要。

【医案选粹】

案一

柳剑南,甘露医家。先天不足,有遗精肝阳等症。甲子夏,为拟熄风化湿健脾丸剂,遗泄数日一发者,减至每月二次。案云:阴亏阳旺,头痛耳鸣,甚则颊胀筋惕,健忘心悸。藏阴不足,肝阳上扰,更有遗精溲黄,清泄相火乃验。治本之法,育阴潜阳,丸方常服,并忌烦劳动风发物。

大生地蛤粉炒、山药、茯苓神、磁石、牡蛎、鳔胶、丹皮、泽泻、滁菊、龟版、阿胶、砂仁、白芍、枣仁、远志、莲子、黄柏、薏仁,研,用桑椹膏温水化,泛丸如黄豆大,晒极干。每晨、下午、卧前各服四钱。

交冬为定膏方。

案云:遗精虽减,肝阳犹僭,烦心则头耳喉痛颊胀,面部烘热、络隧蠕动,牵掣热痛,静养则定。经云:肝主筋,又云风善行而数变。动则阳升,一定之理。气血皆虚,风火入络,络隧之中,液耗失养。惟脾运不健,嗳气腹膨,遗泄频数,小溲色黄,湿热相火亦炽。夏秋健脾理湿,尚属相安,交冬湿浊退化,用药不滋其水,则风火终不得熄。拟上下分治,膏丸并进,膏则着重肝阳,丸则专治遗精。

生玉竹、山药、党参、於术、茯苓、远志、砂仁、扁豆、莲肉、薏仁、泽泻、二冬、石斛、首乌、白芍、功劳、黄菊、天麻、女贞、黛蛤、丹皮、金铃子、柏子、枣仁、木瓜、磁石、生地、龟甲、珍珠母、稆豆、龙齿、牡蛎、鳖甲、淡菜、猪脊髓,水煎三次,去渣滤净,加阿胶、桑椹膏、炼白蜜、冰糖收。每晨开水冲服一调羹。

案二

陈某,男,21岁,大学生,初诊日期1981年8月12日。

问诊:1978年上大学后与女同学接触,心情不能平静。想起"意中"的同学就有性冲动,听课精神不能集中。初起有梦而遗,每周2～3次,继则无梦而遗,遗出则醒。昼日头昏神倦,不能上学而休学。

望诊:舌质红,无苔,唇红。

切诊:脉象数大

辨证:君相火亢　心肾失交

处方:生地20g　山萸肉10g　怀山药10g　茯苓10g　丹参10g　元参10g　盐知母10g　丹皮10g　黄柏10g　莲子心6g　远志10g　菖薄6g

经过:该方加减20剂后性冲动减少,遗精次数亦少。停服汤剂改用丸剂。后能返校。

【现代研究】

一、病因病机研究

遗精多因西医学所说的神经衰弱、慢性前列腺炎所引起。此病是一种好发于男性青壮年的常见病,病因和发病机制尚未完全明了,由于其症状多变,诊断标准和治疗方法不统一,其病因病机可分为:相火妄动,所愿不遂;或肾火郁而不散,离位之精化为精浊;房事不洁,湿热毒邪侵入精室;患病日久,损伤肾阴或肾阳,导致精室空虚,从而发病。

二、证候学与辨证规律研究

中医治疗多采用辨病与辨证相结合的方法,结合尿液化验和细菌培养、前列腺液的常规化验和细菌培养。对细菌培养有致病菌的,临床上发病时间短,有发热、口渴、尿急、尿频、尿痛、遗精、早泄症状者,中医辨证多为热证、实证;对发病时间较长,临床症状有慢性经过或久治不愈,症状不十分突出者,中医辨证多认为是遗精的虚证。前者治宜清泄解毒,后者治宜温补固摄。两者均可加用活血化瘀的药物,如桃仁、红花、赤芍、丹参、王不留行、血竭等。其目的是改善前列腺的血液循环,促使炎症的吸收和消退,防止血液黏滞造成前列腺的纤维化。活血化瘀是治疗慢性前列腺炎、前列腺增生最常用方法之一。

三、治则治法研究

除传统的内治法以外,其他疗法也取得了一定的临床疗效。

（一）外治疗法

（1）中药灌肠治疗:吕海泉采用自拟灌肠工号(党参 12g,黄芪 30g,连翘 20g,败酱草 30g,金银花 20g,蒲公英 20g,紫花地丁 20g 等)保留灌肠治疗前列腺炎 30 例,1 次/天,5 次为 1 个疗程。上方浓煎约 100 mL,灌肠应缓缓灌人,急性期 10 例,全部治愈;慢性期 20 例中 5 例痊愈,15 例好转。

（2）中药熏浴治疗:李洪湘等以当归 10g,白芷 10g,川芎 10g,独活 10g,葱头 7 个,煎水坐浴 20 min,治疗 68 例,显效 6 例,有效 5 例,总有效率 95.6%。李加坤拟前列宁熏浴剂(苦参、防己、黄柏、虎杖、生大黄、白芷、丹参、川芎、姜黄共研粗末),治疗 120 例,总有效率 95.6%。

（3）中药栓剂治疗:邹震以中药益肾固本、清热解毒、化瘀散结为治则制成安前栓及安前片(均由黄精、野菊花、蚤休、蒲公英、马鞭草、延胡索、三棱、莪术等组成),联合用药,治疗 418 例,痊愈率 71%,总有效率 94.4%。

（二）针灸并用

针灸并用一般是针刺得气后再加艾条温针灸法,针刺穴位如前所述。洪文温采用温针灸治疗 60 例慢性前列腺炎患者,经过 1 个多月治疗后,治疗组治愈 19 例(63.33%),显效 9 例(30%),无效 2 例(6.67%),治疗结果疗效满意。

四、辨证用药研究

中西医结合辨证论治,辨证辨病相结合,取得了一定成绩。张朝德中西医结合治疗慢性前列腺炎 58 例疗效观察,将 110 例慢性前列腺炎(CP)患者随机分为对照组和治疗组,对照组交替口服司帕星和阿奇霉素与盐酸黄酮哌脂联合治疗,治疗组在对照组的基础上,联用中草药,治疗 30 天。结果:对照组、治疗组总有效率分别为 78.8%、98.3%,差异有显著性意义($P < 0.05$),说明中西医结合治疗 CP 较单西药治疗临床效果好,是治疗 CP 的较理想的疗法。岳揆先用生大黄 15～30g,黄柏 15g,生地黄 15g,熟地黄 15g,丹参 15g,益智仁 15g,菟丝子 15g,龙胆草 10g,没药 10g,乳香 10g,细辛 3g,水煎保留灌肠;另用西药地塞米松 5 mg,氨苄青霉素(皮试)1g 加 0.25% 普鲁卡因 20 mL,在会阴穴行穴位注射,1 次/天,10 天为 1 个疗程,治愈 23 例,好转 7 例,无效 2 例,总有效率 93.8%,说明中西医结合治疗慢性前列腺炎有光明前景。